W0055963

Karl-Ludwig von Klitzing
Atemlos

Karl-Ludwig von Klitzing

Atemlos

Erlebnisse eines Brandenburger Mediziners

 verlag für berlin-brandenburg

1. Auflage 2014
© Verlag für Berlin-Brandenburg, Inh. André Förster
Binzstraße 19, D–13189 Berlin
www.verlagberlinbrandenburg.de

Umschlaggestaltung: Stephanie Raubach, Berlin, unter
Verwendung eines Fotos von Eliane Lüder (Haus) und eines
Fotos von Sören Weber (Barkas SMH 2) © Sören Weber,
www.schnelle-medizinische-hilfe.de
Satz und Gestaltung: Ariane Sept, Fredersdorf
Druck: freiburger graphische betriebe, Freiburg
Printed in Germany

ISBN 978-3-945256-17-6

Inhalt

Die Hausschuhe

Der Mann war fünfundsechzig, sah aber mindestens zehn Jahre älter aus. Ich kannte ihn ganz gut. Vor einem Jahr war er zur Behandlung seines Bronchialkrebsleidens in unsere Klinik eingewiesen worden. Der Tumor lag so zentral vorn im Brustkorb und direkt neben dem Herzen, dass er von Anfang an als inoperabel galt. Wir entschieden uns zunächst für eine Chemotherapie. Er kam einmal wöchentlich zu seinem Tropf und wurde dann am nächsten Tag wieder entlassen. Nebenwirkungen blieben ihm erspart, weshalb wir ambulant weiter infundieren konnten. Von nun an traf er jeden Mittwoch gegen zehn Uhr bei uns ein, erhielt seine Krebsbehandlung, aß sich anschließend ordentlich satt, bekam von den Schwestern noch einen Kaffee und ging dann wieder nach Hause. Die Röntgenkontrollaufnahme nach zehn Wochen überraschte uns alle: Der Tumor hatte sich deutlich verkleinert. Wir gratulierten ihm, freuten uns mit ihm.

Obwohl er gern bei uns war, verabschiedete er sich eines Tages mit den Worten, dass er die Therapie satt habe. Es war ihm genug. Er wollte einfach nicht mehr. Sein Geburtsjahr war 1920. Fünf Jahre war er Soldat im Krieg gewesen, anschließend zwölf Jahre in Sibirien als Kriegsgefangener. Einen Beruf hatte er nicht. „Einfacher Arbeiter", sagte er, wenn man ihn danach fragte. „Das ganze Leben lang." Der mitklingende Stolz war nicht ohne Trotz.

Ich kannte diese Art Menschen. Über ihre Jugend bei den Nazis schwiegen sie konsequent. Nichts erfuhr man. Dann kamen die zehn, fünfzehn oder zwanzig Jahre, die sie durch den Krieg und die Gefangenschaft verloren hatten. In dieser Zeit sahen sie unendlich viele Menschen sterben. Sie gehörten zu den wenigen Überlebenden. Warum sie überlebt hatten, wurde nie gefragt, wie überhaupt fast alles unter einer Decke des Schweigens verborgen blieb. Ein Grauen, selbst nach so langer Zeit, war in ihnen immer noch zu spüren,

Hass seltener, dann auch milder. Wer zurückkam, arbeitete noch ungefähr zwanzig bis dreißig Jahre, zum Schluss mühsam und mit letzter Kraft. Für ihre durchgemachten Leiden wurden sie in der DDR nie gewürdigt oder gar entschädigt. Spätestens mit fünfundsechzig Jahren hörten sie auf zu arbeiten. Sie waren verbraucht, vollständig ausgelaugt, am Ende. Selbst für ein Leben als Rentner reichte die Kraft nicht mehr. Sie starben, ohne sich zu wehren. Das kannten sie ja noch. Als „sozialistische" Rentner wurden sie sarkastisch bezeichnet. Sie fielen dem Staat beim Aufbau des Sozialismus nicht zur Last. „Das Leben ist ein Spiel", kommentierte ich einmal provokant in Gegenwart eines solchen Patienten. Ein Scheißspiel sei es gewesen, dieses Leben – weiter sagte er nichts dazu. Nur mit großer Mühe konnte er sich zurückhalten. Sie rauchten viel und tranken Klaren, sahen das als einzige Möglichkeit, mit dieser ihrer Seele fertig zu werden. Selten hielten es Frauen bei solchen Männern aus; unkomplizierte charakterstarke blieben, jene, die ein Gespür, vielleicht sogar ein historisches Empfinden dafür hatten, dass sie hier nun wirklich gebraucht wurden. Ganz sicher musste es aber auch seinen Reiz haben, mit derartigen Männern zu leben – Männer, die so ungewöhnlich viel durchstehen mussten, die stoisch wirkten, eigensinnig waren, sich abschotteten, und das alles von einem starken Fundament aus. Sie konnten feinfühlig mitschwingen, ebenso aber auch brutal sein. Sie wirkten linkisch und waren ungeübt im Umgang mit Frauen – auch nach Jahren noch. Und die meisten von ihnen fühlten und dachten in viel größeren Bögen, vor allem auch in ganz anderen Dimensionen als wir. So kannte ich sie. Kaum etwas konnte sie erschüttern. Jeder von ihnen war in seiner Art unverwechselbar. Einige hatten schon eine gewisse Aura entwickelt. Mein Interesse an ihren Erlebnissen war groß. Manche von ihnen musste ich fast verhören, damit sie wenigstens ein bisschen über den Krieg und die Gefangenschaft erzählten. „Geschichtsunterricht live" nannte ich das dann. Sie hatten

Verständnis dafür, schwiegen aber dennoch. Eben solch ein Mann war der eingangs erwähnte, der nun wieder auf unserer Station aufgenommen werden musste.

Er war allein, konnte sich nicht mehr selbst versorgen. Der bekannte Tumor war natürlich wieder gewachsen. Metastasen fanden sich auf der Gegenseite der Lunge und in der Leber. Er war gern wiedergekommen. Alle kannten ihn noch. Die Schwestern akzeptierten, dass er nur wenig sprach. Ruhig und dankbar trat er auf. Das zählte mehr. Mich begrüßte er freudig, wusste er doch noch, wie wichtig er mir war. In einem Dreibettzimmer richtete er sich ein. Wir hatten keine anderen. Er gehörte zu denen, die nicht mit neuer Wäsche, neuem Bademantel oder gar im neuen Anzug kamen. Was er auspackte, das war mit ihm gemeinsam und genauso vorzeitig gealtert. Die Krönung von allem aber waren seine Hausschuhe: grau – einstmals vielleicht gelbbraun kariert – hinten aufgerissen und vollkommen schief heruntergetreten, an der Spitze aufgefasert, teilweise durchlöchert.

„Sie werden es nicht glauben, Herr Doktor, die habe ich aus Sibirien mitgebracht", erzählte er. „Ich stand da, in diesen Latschen, hatte sie von einem Toten übernommen, sollte nun wegen irgendeiner Streiterei erschossen werden. ‚Hast Du noch einen Wunsch?', fragte mich der Towarischtsch, als es so weit war. Wir kannten uns. Ich zeigte auf diese Hausschuhe und bettelte darum, in meinen richtigen Schuhen sterben zu dürfen. Er ging mit mir in die Baracke. Eine russische Frau kam mir zu Hilfe. Sie ging mit ihm los. So habe ich überlebt."

Er setzte sich auf das Bett und versuchte, die Latschen anzuziehen, unterbrach das aber wegen starker Schmerzen im Oberbauch. Ich bückte mich und zog mühevoll die Hausschuhe über seine Füße. Dabei krempelte ich hinten die Fersenschutzanteile hoch über seine Hacken. Sand und Dreck rieselten heraus. „Ist das sibirische Muttererde?", fragte ich. „Kann schon sein", schmunzelte er.

Zur Visite am nächsten Tag ging es ihm schlechter. Neben seinem Bett stand ein Toilettenstuhl. Ich fragte ihn, ob er unsere Toiletten nicht akzeptieren würde. Wir hatten für vierundzwanzig Patienten am Ende des Flures nur je eine Männer- und eine Frauentoilette. „Nein", lautete seine Antwort, er sei zu schwach. „Das kann nicht sein", gab ich zurück. Ich reichte der Schwester die Krankenakten, fuhr mit dem rechten Arm unter sein Genick und mit dem linken unter die Knie. Dann hob ich ihn hoch und drehte ihn dabei um neunzig Grad, sodass er plötzlich vor mir auf dem Bettrand saß. Anschließend zog ich ihm wieder die sibirischen Hausschuhe an. Die Mitpatienten wollten mir die Arbeit abnehmen. Das ließ er nicht zu. Er lächelte. Eine Schwester brachte schnell noch aus dem Nachlassschrank einen alten Bademantel, der nie abgeholt worden war.

„Wir haben noch ein Paar ganz neue Hausschuhe im Schrank!", rief jemand laut über den Flur.

„Nein! Diese hier müssen mal wieder ein Leben retten", antwortete ich – ebenfalls laut. Wir zogen los. Nach einigen Schritten schlurfte er allein weiter. Mehrere Kranke am Tisch auf dem Flur unterbrachen ihr Kartenspiel und begleiteten ihn. Die Geschichte von seinen Hausschuhen hatte längst die Runde gemacht.

Am Abend besuchte ich ihn noch einmal. Er war aufgeschlossen, fröhlich, erzählte nun endlich auch einmal aus seinem ereignisreichen Leben. Jetzt war er ganz anders, genoss seine Sonderstellung, strahlte. Er hatte geraucht. Das roch ich. Man schnuppert als Arzt instinktiv. Seine Alkoholfahne war unbedeutend. Ich fragte ihn, wie er sich fühle. „Ach", sagte er, „mir geht es hier so gut. Es gefällt mir bei Ihnen. Und die Schwestern sind alle so nett." Ebenso würde er mit seinen beiden Mitpatienten klarkommen. Endlich habe er mal wieder ordentlich gegessen und dazu sogar noch einen Kaffee bekommen. Seine Zimmergenossen lagen in ihren Betten, lächelten. Sie hofften nun genau wie ich auf interessante Geschichten. Deutlich spürten wir alle, wie der Mann das Interesse an seiner Vergangenheit genoss. „Dann beginnt morgen wohl der Geschichtsunterricht?", fragte ich ihn. Er bejahte. Wir verabschiedeten uns.

Doch es sollte ganz anders kommen: Am nächsten Morgen gegen vier Uhr war er plötzlich aufgestanden und mit einem kurzen Aufschrei tot zusammengebrochen. Ich kam, obwohl ich keinen Nachtdienst hatte. Die beiden Mitpatienten bat ich, im Stationszimmer vorübergehend Platz zu nehmen, machte die Leichenschau, schrieb den Totenschein und brachte den Verstorbenen mit der Nachtschwester zusammen über den Hof. Der Leichenraum war von der benachbarten Technikbaracke abgetrennt worden. Dann unterhielt ich mich mit den beiden. Sie hatten sich inzwischen schon etwas beruhigt. Am Abend vor seinem Tode sei der Mann noch weiter aufgelebt, hätte kleine Geschichten aus seinem Leben erzählt und von seiner schweren Krankheit berichtet. Irgendwann sei er dann ruhig eingeschlafen.

Da die alten Eisenbetten nicht durch die Tür passten, war es üblich, den gesamten Nachlass eines Verstorbenen vorsichtig auf sein Laken zu stapeln und dieses an seinen vier Ecken zu verknoten. Zusammen mit den drei hochgestellten Matratzenteilen lag das Bündel des Patienten auf dem Drahtgeflecht des Bettes. Die Hausschuhe allerdings hatten die Schwestern für alle sichtbar obenauf gelegt. Angehörige kamen am späten Vormittag. Eine derbe Mittfünfzigerin war seine Schwester. Sie nahm die Hausschuhe, betrachtete sie abschätzig und warf sie dann demonstrativ in den Papierkorb. Wir alle waren erschrocken. Wortlos drehte ich mich um, ging zur Tür und verschwand. Nach etwa einer Stunde kehrte ich zu den beiden Kranken zurück. Wir sprachen über das Geschehene. In einem unbeobachteten Moment sah ich in den Papierkorb. Die Hausschuhe waren nicht mehr da. Die Schwestern hatten einen kleinen Strauß mit Vergissmeinnicht besorgt. Diesen Strauß und seine Hausschuhe bekam er mit ins Grab.

Das Magengeschwür

Jeder Magenbluter wird heute sofort gastroskopisch untersucht. Taggleich sind damit Ursache und Ausmaß der Blutung erkannt und mittels kleinerer Eingriffe vor Ort gelingt fast immer auch die Blutstillung. Vor der Ära der Endoskopie zählten Teerstuhl oder Bluterbrechen zu den ganz ernsten Symptomen. Es musste stets auch mit dem Schlimmsten gerechnet werden.

So hatte ich als junger Arzt einen Bluter zur Chirurgie verlegen wollen, weil es ihm schlechter ging und trotz Infusionen sein Blutdruck abfiel. Ein Pfleger und ich hoben ihn auf eine Trage mit fahrbarem Untersatz und rannten los. Unterwegs im Krankenhausgelände zwischen den Häusern Chirurgie und Innere Klinik verstarb er im Schock. Entsetzlich war das. Noch heute sehe ich den Mann vor mir: Plötzlich stöhnte er laut auf, wurde kreidebleich und verdrehte die Augen. Wir stoppten die Fahrt und transfundierten Fremdblut mit Überdruck. In einem großen Krampfanfall kam er innerhalb einer Minute ad exitum.

Magenbluter mit stabilem Kreislauf wurden damals gern zu uns in die Innere Klinik eingewiesen – die Chirurgen operierten am liebsten, wenn zuvor alles genau ausdiagnostiziert worden war. Wir nahmen die Patienten auf, veranlassten die Diagnostik, begannen die konservative Therapie und natürlich kontrollierten wir lückenlos Blutdruck und Puls. Die notwendigen Untersuchungen nahmen mehrere Tage in Anspruch. Wichtig war die Röntgendurchleuchtung des Magens. Sie sollte möglichst erst dann stattfinden, wenn die Blutung stand, wenn also kein Teerstuhl mehr abgesetzt wurde. Dann waren auch sämtliche Gerinnsel aus dem Magen verschwunden, die einen Befund hätten verfälschen können. Diese Zeit war stets mit einem unguten Gefühl, mit Bangen verbunden. Meist wussten wir doch überhaupt nichts von dem, was im Inneren des Menschen vor sich ging. Bei älteren Patienten kam automatisch immer auch ein Krebsleiden in Betracht.

In den ersten Jahren meiner Ausbildung war ich Stationsarzt auf der inneren Frauenstation mit sechzig Betten. Es gab sehr viel zu tun und trotzdem musste jede Patientin individuell betreut werden. Besonders gern erinnere ich mich an eine Frau mittleren Alters. Sie wurde wegen Magenblutens in eines der großen Zimmer aufgenommen. Die Akutversorgung lief bereits. Ihr Kreislauf war stabil. Wie zu einer Wurst hatte sie sich in ihre Decke eingewickelt und dazu noch Bauch und Hüften so gebeugt, dass der Körper einen Halbkreis bildete. Die Decke weit über den Kopf gezogen, musste man die Kranke fast suchen. Ich setzte mich demonstrativ in den Mittelpunkt dieses virtuellen Kreises und klopfte an den Nachttisch. Offen und nett hieß ich sie willkommen. Das wurde aber nicht entsprechend erwidert. Aus einem kleinen, blassen Gesicht sahen mich zwei große Augen ängstlich an. Ihr Gruß war nur gehaucht. Ich konnte ihn gerade so erahnen. Ich stellte mich vor und setzte mich auf die Bettkante, kam ihr so nahe, wie es nur ging.

Direkter Kontakt zu den Kranken war mir stets wichtig. Ich wollte sie möglichst mit meinen Händen berühren. Darauf legte ich besonderen Wert. Das tat ihnen gut, mir aber auch. Kranke zu behandeln, das hat für mich immer etwas mit den Händen zu tun.

„Ich habe ein weißes Blatt Papier mitgebracht. Darauf soll jetzt Ihre gesamte Krankengeschichte Platz haben. Wird es ausreichen?"

„Ja", sagte sie zurückhaltend.

„Ich frage, Sie antworten bitte, ja?"

Sie nickte. Ich begann wie üblich nach Familienkrankheiten zu fragen. Es kam fast nichts. Dann folgten ihre eigenen Erkrankungen von der Kindheit an chronologisch. Sie blieb immer einsilbig. Mühsam durchforstete ich auf diese Weise ihre Vorgeschichte. Zugänglicher wurde sie nicht. Sie blieb verhalten und flüsterte auch nach wie vor.

„Haben Sie eine Familie?" Ein alter Trick: Frauen sind stolz auf ihre Kinder, auf den Mann, auf den gesamten Anhang.

„Nein!" Dann wieder dieses Schweigen.

Ich versuchte es mit einem Einstieg in die schwierigen Zeiten ihres Lebens.

„Sie haben doch den letzten Krieg noch miterlebt. Waren Sie in der Zeit immer gesund?"

Sie wich mit ihrem Kopf zurück, sah mich reserviert, fast schon trotzig an, schwieg weiter. Ihre Art des Schweigens bedrückte. In ihr lag eine Bitte um Verständnis, aufzuhören. Natürlich registriert man das, natürlich respektiert man es auch, es bleibt aber im Gedächtnis. Ich wechselte das Thema zu ihrem Magenbluten und begann ganz gezielt nach den Symptomen zu fragen. Anschließend untersuchte ich sie. Einen auffälligen Befund im Bauch konnte ich nicht erheben. Das sagte ich ihr. Sie schien gar nicht erleichtert zu sein. Beinahe schroff kam es aus ihr heraus: „Operieren lasse ich mich sowieso nicht!" Konsequent klang es, war aber trotzdem bei mir als eine Frage angekommen. Magenbluter waren damals ohnehin auf eine Operation eingestellt.

„Erst kommt die Röntgenuntersuchung. Dann wird entschieden!", betonte ich und stellte die alte Ordnung wieder her. In ihrem Blick spürte ich, dass sie mich akzeptierte. Das ist Voraussetzung, es ist aber nicht genug. Würde sie sich auch von mir führen lassen?

Gerade hatte ich eine ältere Dame behandelt, die trotz eines großen blutenden Magengeschwürs die Operation ablehnte. Ihre Nachbarin sei dabei gestorben. Ich glaubte ihr nicht. Die Frau hatte einfach nur Angst, hatte sich stur gestellt, standhaft immer nur nein gesagt und ist damit bei mir durchgekommen. In der Chefvisite wurde ich getadelt, dass ich nicht in der Lage sei, meine Patienten von der Notwendigkeit einer OP zu überzeugen. Die Frau blieb weiter eisern, obwohl sie das mitgehört hatte. Irgendwann stand die Blutung dann doch und sie wurde entlassen.

Der Makel, ich könne Patienten nicht richtig führen, blieb trotzdem an mir haften. Das war schon etwas demütigend, andererseits aber auch Herausforderung. Es stimmte ja, was der Chef gesagt hatte. Ich nahm mir nun vor, mit den Menschen tiefer in Kontakt zu treten, sie besser zu verstehen, sie aus einem Mitgefühl heraus zu lenken. Den Posten des Stationsarztes bekamen die unerfahrenen Anfänger. Ja, bestimmt, es war eine sehr gute Schule für mich, den jungen Arzt. Die Leidtragenden jedoch waren die Patienten.

„Zur Behandlung bleiben Sie bitte nüchtern. Sie bekommen Eistee. Wir geben Ihnen Medikamente – und zwar gegen die Magensäure, zur Beruhigung des Magens und zur Verbesserung der Blutgerinnung. Außerdem muss der Oberbauch ständig mit Eisbeuteln gekühlt werden." Ich zog mich in Fachwissen und medizinische Routine zurück. „Puls und Blutdruck werden stündlich kontrolliert und ein aktuelles Blutbild lassen wir zweimal am Tag bestimmen." Nun war ich wieder der Arzt, der das Sagen hatte, der bestimmte, dem man zu folgen hatte. Sie nahm meine Entscheidungen bereitwillig entgegen.

Zur Abendvisite gab es keine Neuigkeiten. Die Zurückhaltung war unverändert, kam von innen. Diese Frau spielte mir nichts vor. Automatisch fühle ich mich von solchen Menschen angezogen, möchte Anteil nehmen, ihnen beistehen. Manchmal suche ich regelrecht nach Möglichkeiten, wie ich mich ihnen am besten nähern kann. Beinahe biete ich mich an. Damals galt es als einfühlsam und fürsorglich, heute wertet man es als Helfersyndrom. Ich spürte in der Patientin einen großen seelischen Druck. Ich musste unbedingt Näheres in Erfahrung bringen. Automatisch kam ich ihr näher. „Sie sind mein Sorgenkind." Das kam gut an. Am nächsten Morgen lächelte sie. Diese Regung galt mir. Das spürte ich. Im Befinden war alles unverändert. „Die Zeit läuft für Sie", sagte ich. Der Kreislauf war stabil, die Blutwerte blieben im Normbereich. Viel Blut hatte sie offenbar nicht verloren. „Vielleicht steht die Blutung schon. Wir werden Sie zum Röntgen anmelden." Das war Hoffnung, das entkrampfte. Ein erstes kurzes Lächeln, ein offener, klarer Blick. Nachmittags hatte ich sehr wenig Zeit. Ich lobte kurz die guten Kreislaufwerte und untersuchte schnell den Bauch.

„Es macht sich", resümierte ich.

„Mir geht es besser", kam es zurück. Ich gab ihr die Hand, als wünschte ich ihr Glück. Sie dankte mit einem zarten warmen Gegendruck.

„Heute habe ich Nachtdienst. Ich bin hier im Hause. Wenn Zeit ist, besuche ich Sie. Dann unterhalten wir uns weiter. Einverstanden?"

Es hatte schon etwas von einer „Aufforderung zum Tanz".

Mit einem kurzen Kopfnicken zur Seite stimmte sie zu. Große Begeisterung war es nicht. Ich war der Treibende. Gegen zwanzig Uhr stand ich vor ihrem Bett. Alle Mitpatientinnen sahen mich erwartungsvoll an. Ich musste schmunzeln. „Würden Sie in das Stationszimmer mitkommen?" Das war eine gute Entscheidung. Ich ging voraus, sie kam wenig später nach, hatte sich noch einmal komplett angezogen. Wir setzten uns gegenüber. „Erzählen Sie von sich. Wo sind Sie her, wo geht es hin?" Eine lange Pause folgte. Den Kopf hatte sie gesenkt, die Hände auf dem Schoß. Die Finger spielten nervös miteinander. Sie starrte auf den Tisch, vibrierte innerlich. Es kam nichts. „Wo sind Sie geboren?", fragte ich einlenkend. Wieder nichts. Sie wurde unruhiger, atmete schwerer, zitterte. „Ist es so schlimm gewesen?" Plötzlich fasste sie die Tischplatte an, fixierte mich brüsk, erhob sich, wollte losgehen. In diesem Moment legte ich meine Hände auf ihre. Sie waren eiskalt. Ich drückte sie auf das Holz, drückte die ganze Frau zurück, umschloss dann ihre Hände, wärmte sie und bat: „Bitte, bleiben Sie. Ich möchte Sie näher kennenlernen. Ich möchte wissen, was Sie so kaputtgemacht hat. Bitte."

Unschlüssig stand die Frau mir gegenüber. Sekunden, die wir uns in die Augen sahen. Sie tat mir leid. Ich wollte ihr helfen und wusste nicht wie. Ich nahm unsere Hände zusammen, ein Knäuel entstand, in dem ihre verschwunden waren. Sie ließ es zu. Ich wärmte sie. Langsam setzte sie sich. „Ich hole uns einen Tee." Sofort sprang ich auf, lief in die Stationsküche und brachte zwei Tassen und die große ausgebeulte Blechteekanne mit. Deren Emaille war an verschiedenen Stellen in kreisrunden Flächen abgesprungen. Ein Aluminiumdeckel, der offenbar zu einem viel größeren Gefäß gehörte, lag locker über der Öffnung der Kanne, erfüllte aber seinen Zweck. Ich goss ein. Der Strahl kam eigenartig gespreizt, fast geteilt aus der verformten Tülle. Ich schmunzelte: „Die hat wohl auch schon den Krieg mitgemacht." Genau in diesem Moment fiel der Deckel mit Gepolter auf die Tasse, riss sie um und der Tee breitete sich über dem Wachstuch aus. Schnell lief ich in die Küche und holte ein Handtuch. Sie nahm es mir ab. In großen ausholenden Bewegungen wischte sie alles trocken. Das Handtuch brachte ich zurück und rief von nebenan: „Zucker?"

„Nein, danke!", kam es freundlich zurück. Ich setzte mich, der Tee war nachgeschenkt. Jetzt saßen wir uns ganz ungezwungen wie zwei Tee trinkende Menschen gegenüber. Eine warme Stimmung erfüllte unsere kleine Ecke. Es war angenehm.

„Ich erzähle", fing sie von sich aus an. „Ich habe aber keine Übung darin."

Ihr Herz klopfte bis zum Hals. Ihre Wangen waren hochrot. Nur mühsam hatte sie sich im Griff. Ich nickte aufmunternd.

„Geboren bin ich in Schlesien auf einem Bauernhof. Wir lebten gut, Reichtümer gab es natürlich nicht. Vier Geschwister waren wir. Meine Kindheit war schön, obwohl wir alle früh mit anpacken mussten. Ich war sechzehn, als die Flucht begann. Meine beiden älteren Brüder waren schon gefallen. Irgendwo unterwegs holten uns die Russen ein. Wir mussten drei Tage in einer Scheune bleiben, die Straßen waren gesperrt. Ununterbrochen fuhren Panzer und Lastwagen durch den Ort. Wie ein Erdbeben. Drei Tage und drei Nächte dröhnte der Fußboden der Scheune. Die Balken zitterten und wackelten. Einer war schon abgestürzt. Es war furchtbar. Dann wurde es still. Mein Vater machte nach Stunden das Tor der Scheune auf. Sofort kamen Russen herein. Vater ging ihnen entgegen. Einer riss das Gewehr hoch. Vater fiel der Länge nach hin. Ein großer Strahl Blut kam aus seinem Hinterkopf. Als er sich nicht mehr bewegte, entstand ein hellroter Kreis um seinen Kopf herum. Langsam vergrößerte sich dieser. Wie ein Heiligenschein wirkte das. Ich sank auf die Knie und betete. Zu mir gekommen bin ich durch die Hilfeschreie meiner Mutter. Ich lief zum Tor, wollte da hindurch, wurde aber sofort abgefangen. Mehrere Russen hielten mich fest. Sie drehten mir die Arme auf den Rücken und führten mich in die Scheune zurück. Es stank entsetzlich nach Schnaps. Ich wehrte mich, umsonst. Sie nahmen mich bei den Armen und an den Beinen, sie schleppten mich an meinem toten Vater vorbei in eine Ecke. Ich schrie furchtbar. Auch meine vierzehnjährige Schwester fing an zu schreien. Sie rissen mir die Hosen herunter, öffneten mit Gewalt meine Wäsche und dann lag ich nackt da. Ich schrie. Drei Meter weiter schrie meine Schwester ebenso. Wir waren beide noch Jungfrauen. Wir wussten, was nun kommen würde. Davor wurde doch schon wochenlang gewarnt."

Sie schluckte. Tränen standen ihr in den Augen. Die Hände zitterten, sie hielt sich den Bauch.

„Es war furchtbar", fuhr sie fort. „Ich hatte einen entsetzlichen Schmerz im Unterleib, plötzlich spürte ich nichts mehr. Ich war vielleicht bewusstlos. Aufgewacht bin ich, weil meine Schwester so laut röchelte. Dann verstummte sie. Ich wusste, dass sie tot war. Es ging weiter. Sie machten weiter, auch bei meiner Schwester. Man musste mich nicht mehr festhalten. Ich dachte, auch ich müsste nun sterben. Ich wollte sterben. Ich betete. Ganz spontan kam es aus mir heraus. Erst leise, flüsternd, dann immer lauter. Laut und deutlich betete ich das Vaterunser, es hallte in der Scheune wie in einer Kirche. Der Mann über mir hielt plötzlich inne. Er rollte zur Seite.

Er stand auf und schrie so laut, wie ein Tier, furchtbar erregt und aufgebracht. Es gab einen Tumult. Sie stritten sich. Langsam kroch ich nach draußen. Es lag frischer Schnee. Ich war nackt. Ich rannte über den Hof in den Garten. Mehrere Schüsse pfiffen an mir vorbei. Hinter dem dicken Stamm eines Apfelbaumes verkroch ich mich. Jemand torkelte an mir vorüber. Er sah mich nicht. Nach längerer Zeit kam ein Lastauto. Alle Soldaten wurden eingesammelt, dann war es still. Nichts bewegte sich. Ich war allein, allein und nackt. Nun erst setzten wahnsinnige Schmerzen ein, und ich spürte diese entsetzliche Kälte."

Sie begann zu weinen, sprach aber weiter: „Unser Wagen stand noch im Hof. Die Pferde waren weg. Neben einem Hauklotz lagen unsere aufgebrochenen Koffer. Alles war durchwühlt. Überall verstreut lagen die Sachen herum. Ich fand genug zum Anziehen. Nach einer ganzen Weile kamen Leute aus dem Nachbarhof. Sie nahmen mich mit. Ich war die einzige Überlebende unserer Familie. Viele Tage blieb ich bei den fremden Leuten, dann setzten sie mich in einen Zug. Irgendwo in der Lausitz ging es nicht mehr weiter. Ich war schwanger. Eine alte Frau hat es mir in irgendeinem Stall weggemacht. Leute, die dort einquartiert waren, haben neugierig zugesehen. Es war die Hölle. Am nächsten Tag kam wieder ein Zug. Ich fuhr weiter. Tage später bin ich hier in Frankfurt (Oder) gelandet. Die Schwester meiner Mutter lebte in der Stadt. In den Ferien war ich manchmal bei ihr gewesen. Das Haus der Tante stand nicht mehr. Ich suchte zwischen den Ruinen nach Spuren – wie andere auch. Ein älteres Ehepaar sprach mich an. Sie waren die Nachbarn der Tante. Bei ihnen fand ich eine Bleibe. Endlich."

Sie richtete sich auf, machte eine kleine Pause, trank etwas Tee.

„Ich bekam Papiere, Essenmarken. Ich sorgte für die beiden Alten und die sorgten für mich. Man teilte mich zu Aufräumarbeiten ein. Mehrere Jahre war ich Trümmerfrau, arbeiten hatte ich ja zu Hause gelernt. Und Männer gab es doch keine. Es hieß dann später, wir könnten einen Beruf erlernen, wir hätten uns das verdient. Ich bin im Büro in der Verwaltung untergekommen. Von da an ging es aufwärts. Vor einigen Jahren sind meine Pflegeeltern gestorben. Ich bin nun allein."

Sie weinte leise und nachdenklich vor sich hin. Lange hielt ich ihre Hand. Im Medizinschrank suchte ich eine Schlaftablette. Bereitwillig schluckte sie diese. Dann brachte ich sie wortlos in ihr Zimmer. Alles war schon dunkel. Niemand, der noch Notiz von uns nahm. Lange fand ich keine Ruhe. Zum Glück war es eine ansonsten ruhige Nacht.

Von Männern hatte man ganz vereinzelt Geschichten über die Grausamkeiten des Krieges gehört. Frauen schwiegen da grundsätzlich. Von ihnen kam nie etwas. Ich dachte, ob sie wohl fürchten mussten, hinterher von ihren Familien auch noch verachtet zu werden? Viel, viel später hatte mir einmal eine Patientin empört erzählt, sie hätte einen ärztlichen Gutachter wegen ihrer Vergewaltigungen im Krieg angesprochen. Dieser habe ihr daraufhin den Mund verboten. Sie sollte endlich mit solchen Lügen aufhören. Es sei ja wohl historisch erwiesen, dass bei den Soldaten der Roten Armee so etwas niemals vorgekommen ist.

Bei der Durchleuchtung des Magens am kommenden Morgen wurde ein großes Geschwür gefunden, eines von denen, die erfahrungsgemäß nicht mehr abheilen würden. Ich ging zu der Frau: „Ich habe wieder ein weißes Blatt Papier mitgebracht. Hier zeichne ich Ihnen auf, wie es um Sie steht." Zunächst malte ich einen Körper mit Armen und Beinen. Obendrauf dann den Kopf, kreisrund. Er war viel zu groß geraten. Zum Ausgleich erhielt er ein schönes, breites Lachen. Zu jeder weiteren Kontur erklärte ich ihr genau, um was es sich dabei handelte: In geübter Weise entstand im Inneren des Bauches der Umriss des Magens. Das Geschwür lag an der großen Kurvatur, also an der linken Magenseite. Mit einem Rotstift ließ ich Blut von ihm in den anschließenden Zwölffingerdarm tropfen. Das war sehr wirkungsvoll. Ich hielt ihr die Zeichnung hin. Sie war tief beeindruckt und sah mich fragend an. Für sie war es äußerst erstaunlich, dass man mit so einfachen Mitteln den gesamten Vorgang erklären konnte, dass ihr Magenbluten so eine banale Angelegenheit sein sollte. Fast sträubte sie sich gegen diese Art der Vereinfachung. Sie, die kranke unglückliche Frau mit diesem schweren Leiden, konnte man sie so einfach darstellen? Wir sprachen darüber. Ich sagte, ich hätte alles Wichtige genauso klar und offen gezeichnet, wie sie gestern ihre Lebensgeschichte erzählt hatte. Ich beließ es bei der Zeichnung, tat etwas unruhig, geschäftig und zog mein Stethoskop hervor. Dann versprach ich, später wiederzukommen und ließ sie bewusst mit ihren Zweifeln allein.

Am Nachmittag sprach mich die Stationsschwester an. Ich sollte doch noch einmal nach der Magenbluterin sehen. Der katholische Priester sei bei ihr gewesen. Das war damals recht außergewöhnlich. Auch würde sie erneut über Schmerzen klagen. Wieder lag sie tief eingewickelt in einer Decke. Nur ganz wenig von ihrem Gesicht sah hervor. Wieder klopfte ich an den Nachttisch und wieder setzte ich mich auf ihr Bett in die vermeintliche Kreismitte. Ich befragte sie, untersuchte sie, sah nach den Kreislaufwerten und gab Therapiehinweise. Man sah ihr an, dass sie geweint hatte.

„War ich zu deutlich mit der Wahrheit?" Ich versuchte, den Faden von vorhin wieder aufzunehmen. Sie antwortete nicht.

„Bitte entschuldigen Sie", sagte ich. „Was für einen Fachmann einfach ist, versteht ein Laie oftmals gar nicht. Das ist in allen Berufen so. Soll ich es Ihnen noch einmal erklären?"

„Nein! Nein!", erwiderte sie, „ich habe es schon verstanden. Es ist nur, … so gründlich habe ich noch nie über mich selbst nachgedacht."

„Ja", sagte ich, „es ist ein recht großes Geschwür im Magen. Es ist etwa so schlimm wie das, was Sie im Krieg durchmachen mussten."

„Das meine ich nicht. Ich meine das Gesicht in Ihrer Zeichnung. Ich habe doch schon Jahre lang nicht mehr gelacht, überhaupt nicht mehr." Sie schien sich selbst Vorwürfe zu machen. Ich fand das komisch: „Sie sind ja gut. Sie brauchen ein blutendes Magengeschwür, um wieder lachen zu können. Bei solch einer Krankheit vergeht doch den meisten das Lachen."

Ich bat sie, aufzustehen und mir in das Dienstzimmer zu folgen. Die Zeichnung sollte sie mitbringen. Wir setzten uns an dieselbe Stelle wie am Abend zuvor. Ich nahm auch heute ihre beiden Hände in die meinen und drückte sie.

„Tee?", fragte ich. Sie lächelte. Von der Küche aus rief ich: „Mit Handtuch oder mit Zucker?" Wir lachten.

„Ich muss mit Ihnen reden. Dieses Geschwür heilt nicht mehr ab. Es ist zu groß und blutet. Das muss entfernt werden." Ich nahm einen grünen Stift und legte mit zwei dicken Linien die notwendige Schnittführung fest. Das Feld dazwischen schraffierte ich aus. „Das alles muss weg. Ohne Operation geht es nicht."

Ihre Augen waren zwar auf das Blatt gerichtet, doch ich spürte, dass sie nur flüchtig über die Zeichnung sah. Diese Frau war mit ihren Gedanken längst weiter.

„Wann geht es los?", fragte sie provokant und lächelte mir zu.

Nun war ich überrascht. „Hoppla, erst kommt die Narkose", der Ball flog zurück.

„Geben Sie bitte noch einmal die Zeichnung her", bat ich. Ich nahm sie, versah sie mit dem Datum, setzte meinen Namen darunter und fragte: „Na, und noch einen Namen für das Bild?" Sie lächelte: „Was schlagen Sie vor?"

„Endlich?", ich machte eine kleine Pause und fragte spitzbübisch zurück, „oder sollte da stehen: „Wie der Magen, so die Seele?"

Sie war nachdenklich, aber nicht unglücklich. Ich machte ihr einen freundschaftlichen Vorschlag: „Nach der OP besuchen Sie uns. Dann haben wir einen Namen." Sie willigte ein. Noch am selben Tage wurde sie zur Chirurgie verlegt.

Frisch operiert und noch etwas mitgenommen besuchte mich die Frau nach etwa einer Woche. Sie war in Begleitung einer Mitpatientin, deren rechter Arm eingegipst in einer Schlinge lag. Es wurde viel erzählt. Die Zeichnung hatte sie tatsächlich mitgebracht. Ich nahm einen Rotstift und malte eine zweite Figur mit ähnlichem Lachen daneben und überschrieb das Bild mit „Endlich".

Herzstillstand

Bis etwa 1970 bestellten wir für Patienten mit akuten ernsten Herzrhythmusstörungen rund um die Uhr eine Sitzwache. Schwestern gaben – wenn erforderlich – Alarm. Es ist aber gar nicht so einfach, nur mit seinen Sinnen den Rhythmus über eine ganze Schicht hinweg zu kontrollieren. Besonders ein schlafender Patient ist schwer zu überwachen. Die Schwester muss ständig den Puls fühlen, eine Leistung, für die ein Mensch nicht geeignet ist. Ich erinnere mich an eine dramatische Situation: Als diensthabender Arzt sah ich nachts nach einem Patienten mit frischem Infarkt. Der Mann war tot, die wachende Schwester hatte es nicht bemerkt.

In eben dieser Zeit nahm ich einen bekannten Frankfurter Handwerksmeister stationär bei uns auf. Er war in mittleren Jahren, sehr rüstig und in ausgezeichnetem Allgemeinzustand. Grund seiner Einweisung war ein kleiner frischer Herzhinterwandinfarkt, der ihm eigentlich kaum zu schaffen machte. Allerdings schlug sein Herz nach wenigen Tagen immer langsamer. Kein Medikament half. Auch hoch dosiert und als Infusion gegeben versagten alle Mittel. Schließlich lag seine Herzfrequenz bei zehn bis fünfzehn Schlägen pro Minute. Das war nicht genug, um zu überleben. Der Mann spürte sein nahendes Ende. Er kämpfte mehrere Tage lang. Auf mir lag ein Zwang, bei ihm zu bleiben. Nichts konnten wir tun und dennoch musste ich immer wieder nach ihm sehen. Ich wollte, musste unbedingt an seinem Bett sein, bis zum Schluss – mich selbst quälend, als wäre ich irgendwie schuldig. Seinen letzten Herzschlag verspürte ich wie einen Stich in meine Seele. Es war furchtbar, verfolgte mich bis in meine Träume. Und im wahrsten Sinne über Nacht veränderte sich meine Haltung: Alle waren wir demütig, weil wir machtlos zusehen mussten, wie der Mann verstarb. „Wir sind alle nur Menschen und keine Götter. Wir müssen unsere Grenzen sehen. Wenn es denn so weit ist, sollte ein Mensch auch in Ruhe sterben dürfen. Jeder Arzt muss loslassen können." Damit fand mein damaliger Chef keine Resonanz in mir.

Mich hatte bereits eine Unruhe, ein Drang ergriffen, etwas zu verändern, neue Wege zu gehen. Der Tod dieses Mannes öffnete mir den Blick für die Akutmedizin in der Kardiologie. Und ich sah neue Möglichkeiten. Es lag damals in der Luft, Herkömmliches zu hinterfragen, Tabus aufzubrechen. Bald konnte ich meinen Chef überzeugen und wir planten den Aufbau einer kardiologischen Überwachungseinheit. Mit ein paar Halterungen an der Wand eines kleineren Patientenzimmers begann alles. Einfache Geräte, die wir von einem Berliner Krankenhaus erhielten, fanden dort Platz. Bei plötzlichen Herz-Kreislaufstörungen ertönte nun automatisch ein Alarmsignal – die vielen Fehlalarme werden verschwiegen. Es waren die ersten Versuche eines Monitoring, also einer apparativen Überwachung von Puls, Blutdruck und EKG. Ich trat der Arbeitsgemeinschaft internistischer Intensivmediziner der DDR bei. Damit erhielt ich notwendige Informationen und fachliche Arbeitsempfehlungen. Nun war ich autorisiert, das Neue in der Klinik einzuführen. Eine ganze Woche lang konnte ich im Berliner Krankenhaus am Friedrichshain hospitieren. Es gab dort eine sehr gut ausgestattete internistische Intensivmedizin. Die Abteilung trug in ihrem Namen den Begriff „interdisziplinär". Anästhesisten, Internisten und Chirurgen arbeiteten gleichberechtigt miteinander. Sie stritten um Ansichten und Meinungen zu den jeweiligen Patienten in fast spielerischer Art. Jeder brachte sich vorbehaltlos ein. Gefragt waren Ideen, um Personen ging es kaum. Gemeinsam wurde Fachliteratur gewälzt. Neue Theorien wurden enthusiastisch aufgestellt – ebenso schnell auch wieder verworfen. Es war einfach begeisternd, mitreißend.

Auch zur Charité hatte ich einen guten Draht. Der dortige Kardiologe unterstützte mich freundschaftlich. Von ihm bekam ich einen kleinen Siemens-Herzschrittmacher, der einem verstorbenen Schrittmacherträger entfernt worden war. Das silbern glänzende Gerät lag in einem selbstgebastelten Holzschächtelchen mit einem Schiebebrett, ähnlich dem Griffelkasten, den wir noch aus der Schule kannten. Solch ein Schrittmacher maß vielleicht vier mal fünf Zentimeter und war etwa zwölf Millimeter dick. Schön sah er aus, an den Ecken und Kanten harmonisch abgerundet – ein richtiger kleiner Handschmeichler. Wie ein altes Radio besaß er einfachste, grobe Elektroanschlüsse. Eine Kombination westlicher Spitzentechnologie und simpler Mechanik aus Großvaters Werkstatt – und sie funktionierte. Mit der kleinen Schatulle kam ich wie ein Sieger in Frankfurt an und begab mich gleich in die Abteilung für Biophysik. Es fehlte ja noch das Kabel, das die Stromstöße bis ins Herz hinein leiten würde. Die hiesigen Ingenieure und Mechaniker reagierten begeistert. Sie erkannten sofort den enorm hohen Anspruch an das Material für den Katheter: Bei jedem Herzschlag würde sich der Draht biegen müssen - einmal pro Sekunde hin und wieder zurück, sechzigmal in der Minute, 3600-mal allein in einer Stunde. Auf gar keinen Fall dürfte es auch bei tagelangem Einsatz zu einem Kabelbruch kommen. Die Verantwortung war groß. Sie erkundigten sich in Betrieben der Metallverarbeitung. Gleich mehrere Sonden wurden angefertigt, in Folie verschweißt und in Dresden-Rossendorf – einer DDR-Forschungseinrichtung für Atomphysik – strahlensterilisiert. Es fehlte nur noch der Defibrillator, falls Kammerflimmern auftreten würde und elektrisch geschockt werden musste. Ihn bekamen wir per Sonderzuweisung von ganz oben. Damit war sie komplett, die Einheit für eine kardiologische Notfalltherapie. Ein Wunder.

Alle warteten wir nun gespannt auf den ersten entsprechenden Kranken. Es dauerte auch wirklich nicht lange. Ein achtundsechzigjähriger Patient mit Herzrhythmusstörung wurde uns eingewiesen. Ich sehe ihn noch vor meinen Augen, könnte Einzelheiten aus seinem Leben erzählen. Er war plötzlich zusammengebrochen und hatte seither nur etwa zwanzig Herzschläge in der Minute. Es ging ihm schlecht. Er war fast im Schock. Ein Herzinfarkt war es aber nicht. Ich schob ihm die Sonde durch die Armvene bis in das Herz hinein, schloss den kleinen Schrittmacher an und im Nu war der Kreislauf wieder stabil. Nach höchstens einer Minute wurde sein Gesicht rosig, er wirkte frischer, heller im Bewusstsein, machte einen Witz zum neuen Schrittmaß und nach nur wenigen Stunden hatte er wieder seinen normalen Eigenrhythmus. Die gesamte Technik konnte abgeschaltet werden. Das Herz hatte sich erholt. Dieser Therapieerfolg hatte nun wirklich überzeugt und fasziniert. Alle waren wir stolz auf die geleistete Teamarbeit. Ich selbst strahlte überglücklich und auch der Patient war begeistert. Die Stimmung ging durch unser ganzes Haus. Ein neues Zeitalter war angebrochen. Noch nie zuvor war in Frankfurt (Oder) diese Therapie praktiziert worden. Ein historischer Moment, „… und ihr könnt sagen, ihr seid dabei gewesen", zitierte ich Goethe. Leider aber hatte ich einen Kardinalfehler begangen. Ich hatte einfach nicht daran gedacht, meinen Chef zu benachrichtigen. Dieser war dann auch zutiefst gekränkt. Empört und außer sich stand er plötzlich nicht mehr hinter meinem Engagement. Und obwohl sich die Überwachungseinheit wunderbar bewährt hatte, musste ich schließlich doch kündigen. Schweren Herzens ließ ich mich in die Lungenklinik versetzen. Trotz aller Zweifel damals: Es war eine gute Entscheidung.

Nur Eingeweihte wissen das: Akutmedizin kann süchtig machen. Ich bewarb mich für den Nacht- und Wochenenddienst in der Dringlichen Medizinischen Hilfe der Stadt. Meine Arbeit in der Lungenklinik berührte das überhaupt nicht. Bei einem meiner ersten Einsätze wurde ein akuter Herzinfarkt gemeldet. Es war früh morgens um vier Uhr. Fehlalarme gibt es um diese Zeit praktisch nie. Konzentriert und besonders schnell fuhren wir durch die vollkommen leeren tiefdunklen Straßen der Stadt. Gespenstisch flackerte das Blaulicht an der Häuserfront entlang. Ein mystischer

Hauch. Er verstärkte unsere übliche Anspannung. Gruselig wurde mir zumute. Als wir unten den Hausflur betraten, schrie von oben eine Frau mit furchtbar schriller Stimme: „Schneller, schneller. Er stirbt!" Wir nahmen zwei Stufen auf einmal, rannten die Treppen hinauf. Im Nu war ich im Schlafzimmer. Aschfahl lag dort ein älterer Mann, starr und unbeweglich, wie tot. Ich riss die Decke weg und schlug mit meiner Faust kräftig auf sein Brustbein. Ein einzelner, tiefer, gequälter Atemzug, weiter nichts. Ich begann sofort mit der Herzmassage. „Noradrenalin!", rief ich, und dann noch: „Intrakardial!"

Damals bestand ein Notfall-Team aus nur zwei Personen, dem Kraftfahrer und dem Arzt. Das DRK-Personal war noch nicht so gut ausgebildet. Einzelne aber, die interessiert waren, hatten sich schon im Krankenhaus umgesehen, wussten ziemlich gut Bescheid. Mit meinem Fahrer hatte ich großes Glück. In wenigen Sekunden war die Spritze aufgezogen und eine etwa zehn Zentimeter lange dünne Nadel vorn aufgesteckt. Sofort stach ich sie in voller Länge links neben das Brustbein ein. Ich zog am Kolben der Spritze. Hellrotes Blut schoss zurück. Ich war also direkt im Herzen. Mein Üben an einer Leiche zahlte sich jetzt aus. Im „Schuss" spritzte ich Adrenalin ins Herz hinein, zog die Nadel wieder heraus und massierte den Brustkorb weiter. Nach etwa zehn Stößen kam wieder dieser tiefe Atemzug. Ich unterbrach die Massage kurz. Dann ging es weiter. Überraschend sah ich am Hals ein Hüpfen der Schlagader. Ich hielt inne. Der Mann war so dünn, dass ich jeden einzelnen Pulsschlag neben seinem Kehlkopf erkennen konnte. Schon nach wenigen Sekunden hatte er einen regelmäßigen Puls. Das Herz war also wieder angesprungen. Ein Schauer ging über meinen Rücken. Ich vibrierte innerlich, musste ein kleines Lachen unterdrücken. Dann sah ich zu der Ehefrau auf. Sie hatte noch gar nichts begriffen, war entsetzt, war halb abwesend. Gerade wollte ich etwas sagen, da öffnete der Mann seine Augen. Er sah sich suchend um, fixierte mich und fragte verwundert:

„Was ist los?" Als hätten wir ihn im Schlaf gestört. Der Fahrer funkte einen Zweitwagen heran und rannte die Treppe hinunter, um eine Trage zu holen. Ich zog sicherheitshalber eine neue Spritze mit Noradrenalin auf. Dann legte ich ihm eine Flexüle in die Armvene. Ganz still lag der Mann da. Die Augen hielt er geschlossen. Das Wesentliche hatte er erfasst. Die Frau saß auf ihrem Bett wie ihre eigene Statue, steif, starr, zutiefst erschrocken. Sie blickte mit leeren Augen zu ihrem Mann. Ich bewegte mich nicht. Grabesstille herrschte für gute zwei Minuten lang, bis der Fahrer mit der Trage erschienen war. Ruhig und behutsam breiteten wir ein Tragetuch neben dem Patienten auf seinem Bett aus, lagerten ihn darauf und zogen und wuchteten ihn ganz vorsichtig auf die Pritsche. Behutsam umfassten wir die Griffe und hoben ihn hoch. Er war leicht. Wir trugen ihn bis zum Flur, setzten ihn dort ab. Plötzlich rief der Fahrer laut den Namen des Patienten. Ich fuhr zusammen. Bewusstlos und kreidebleich lag der Mann auf der Trage im Flur. Sofort wieder Noradrenalin, jetzt in die Vene, und wieder Herzmassage. Nichts. Nach etwa einer halben Minute der Reanimation – der Fahrer beatmete per Maske – spritzte ich erneut Noradrenalin, nun aber wieder direkt in die Herzkammer hinein. Nach vielleicht zehn Stößen auf den Brustkorb war es wieder aktiv. Schnell füllten wir wie schon gehabt die Spritze nach und zogen mit der Trage los. Im Auto angekommen, war der Mann bei Bewusstsein und fragte, was wir mit ihm machen würden. In kurzen Sätzen erläuterte ich das Nötigste. Er fühlte sich ganz gut. Inzwischen war der zweite Wagen angekommen. Der zugehörige Arzt, ein Allgemeinmediziner im normalen Hausbesuchsdienst, und sein Kraftfahrer kamen mit in meinen Wagen. Bei einem Kranken in lebensbedrohlicher Situation sollten möglichst mehrere Fachleute zugegen sein. Mit insgesamt noch drei weiteren Reanimationen erreichten wir die Klinik. Der diensthabende Internist und eine Schwester standen schon am Fahrstuhl. Alles war gut vorbereitet. Im EKG zeigte sich ein frischer Herzhinterwandinfarkt mit totalem Block in der Reizleitung. Durch meine noch liegende Kanüle wurde dem Mann sofort eine dünne Sonde direkt ins Herz geführt und der externe Schrittmacher angeschlossen. Dabei handelte es sich exakt um die Gerätekombination, die ich angeschafft hatte. Lächelnd sah ich dem Arzt über die Schulter – wir kannten uns sehr gut – und ich fragte ihn, ob er nicht lieber den Chef informieren wolle. Ein Schmunzeln. Er konnte sich noch gut an die Querelen erinnern. „Jetzt wäre das nun wieder ein Fehler", antwortete er lakonisch. Es dauerte keine Minute, und ein stabiler Schrittmacherrhythmus lief. Dem Patienten ging es gut. Fröhlich signalisierte das sein Lächeln. Ich verabschiedete mich von ihm. Zuvor aber öffnete ich noch einmal ganz kurz die kleine Holzschachtel mit dem glänzenden Schrittmacher darin. Er war ja nun in Aktion. Vorsichtig und ganz liebevoll führte ich ihn zu meinem Mund und setzte symbolisch ein kleines Küsschen drauf. Dann schob ich den Deckel wieder vor und streichelte den hölzernen Kasten. Schweigend fuhren wir mit dem Fahrstuhl abwärts. Solch ein Ereignis ist zu groß, als dass es sofort kommentiert werden kann. Alles in allem war ich sehr dankbar und stolz zugleich. Wir verabschiedeten uns von den beiden anderen im Zweitwagen. Zügig fuhren wir zurück zum DRK-Gebäude, unserem Standort. Lange drückte ich dem Fahrer symbolisch die Hand. „Wer weiß, wie es ohne Ihre gute Hilfe ausgegangen wäre." Es kam mir von Herzen, das spürte er. In meinem Bereitschaftszimmer legte ich mich auf die Pritsche und dachte an den Patienten. Hoffentlich war das Herz durch die Injektionen nicht verletzt worden. Was mochte in dem Mann nun wohl vorgehen. Ruhig ging ich unter die Dusche, kochte mir einen Kaffee, sah dann aus dem Fenster. Es war noch dunkel. Die ersten Autos fuhren schon vorbei. In der benachbarten Krankenhausküche klapperten Schüsseln und Eimer. Jemand rief etwas in lauter sonorer Baritonstimme. Der Tag begann für die ganz Frühen. Bald würde auch das Licht im gegenüberliegenden Operationssaal angehen. Ich las noch in irgendeiner Zeitschrift. Wehmütig erinnerte ich mich an meine Zeit in der Inneren Klinik. Eine Rückkehr aber kam nicht mehr infrage. Die Würfel waren längst gefallen. Endgültig. Dieser Morgen gilt für mich als der wahre Einstieg in das Fachgebiet der Lungenheilkunde. Als nächstes würde ich mich mit Berliner Lungenärzten bekanntmachen, mich mit ihnen austauschen.

Vier Tage später konnte ich meine kardiologische Zeit in wundervoller Weise abschließen: Wieder hatte ich DMH-Dienst. Wieder war ein Herzinfarkt gemeldet. Der Patient war in Panik, ließ sich aber leicht beruhigen. Wir brachten ihn zum Ausschluss eines Infarktes auf die Station. Er sollte überwacht werden. Gerade wollten wir wieder in den Fahrstuhl steigen, als die diensthabende Schwester rief, wir mögen doch bitte noch einmal ganz kurz warten. Sie ging in ein Patientenzimmer und kam zurück mit dem Mann, der den Herzstillstand überlebt hatte. Ich erkannte ihn sofort wieder. Er gab mir die Hand, sah mich ehrfurchtsvoll an. Plötzlich riss er so vehement das Oberteil seines Schlafanzugs auseinander, dass ein Knopf absprang. Er streckte mir seinen Brustkorb entgegen und zeigte mit einem Finger auf fünf kleine dunkle Punkte: die Einstichstellen der intrakardialen Injektionen. „Das war es wohl", er lächelte zurückhaltend. Dann bedankte er sich mit vielen Worten für sein neues Leben. Schließlich wurde er fast demütig, war dem Weinen nahe. Ein hagerer Mann von etwa sechzig Jahren. Sein blasser Habitus und die Glatze ließen ihn älter erscheinen. Ein nettes, aufgeschlossenes Gesicht, leuchtende Augen, das weiche, fast zarte Lächeln – nie würde ich diesen Mann vergessen.

Der Handwerker fiel mir ein, dessen Herz stehengeblieben war. Ein gutes Jahr war das erst her.

Der kleine Tod

Kurz nach dem Studium – ich war noch ein ganz junger, unerfahrener Arzt – betreute ich eine Patientin, die mir von ihren Angehörigen sehr ans Herz gelegt worden war. Wir sollten sie mit Tante Else anreden. Eine kleine, abgemagerte, blasse Frau kam auf die Station; schwach und hinfällig. Dennoch spürte man etwas ganz Besonderes an ihr.

1888 wurde sie als letzte von fünf Schwestern geboren. Ein kleiner Nachkömmling, ein Sonnenschein, von allen geliebt. Als Else neun Jahre alt war, starb ihre Mutter und wenige Monate später auch der Vater. Minna, ihre um elf Jahre ältere Schwester, die gerade als Schneiderin ausgelernt hatte, übernahm das arme Kind. Mit dem Erbteil der beiden Schwestern würde die Ältere, nun der Vormund der Kleinen, ihren Meisterbrief machen und eine Werkstatt eröffnen. Else würde später Putzmacherin werden und teilhaben. Else wurde groß, schlank und sehr hübsch. Natürlich machten ihr viele Männer den Hof. Minna wies sie alle ab. Else sollte es später einmal besser haben. Hübsche Kleidung, gute Manieren und ein anständiger Lebenswandel, die richtigen Männer würden dann schon kommen. Richtige Männer gab es dort nicht. Die beiden jungen Damen fuhren in die Großstädte Hamburg und Berlin. Schnell war Minna vergeben, Else aber ging leer aus. Sie sprudelte vor Geist und Witz, es konnten Funken sprühen zwischen ihr und einem Mann: Keiner war der Minna gut genug. Und war Else einmal wirklich verliebt: Liebe hatte man zu überstehen. Else litt – vergebens. Sie wehrte sich nicht, setzte sich nicht durch, machte sich nicht frei. Und irgendwann übernahm sie selbst sogar das Raster, durch welches alle ihre Bewerber gefallen waren. 1907 bekam Minna einen Sohn. Elses ganze Liebe floss ihm zu. 1918 starb der Ehemann von Minna. Sofort erklärten die beiden Frauen das Leben zu einem Kampf, und beherzt nahmen sie diesen auf. Herrenbesuche gab es keine mehr. Für den Rest ihres Lebens hieß Else nun Tante Else.

Fast fünfzig lange Jahre lebten die beiden Schwestern unter einem Dach: Minna als Schneidermeisterin mit Lehrwerkstatt, Else als Putzmachermeisterin mit einem Laden. Adrett, im langen weißen Kleid – natürlich passend mit Hut – so führten sie den Berliner Chic in die verschlafene mecklenburgische Kleinstadt ein. Und sie hatten Erfolg. Flink, flott, spritzig, und dazu auch noch geschäftstüchtig – die zwei waren sich immer einig, wenn auch manchmal nur nach außen. In diesen fünfzig Jahren kauften die beiden ein Haus, lavierten es mit Geschick durch die Inflation und nahmen Hypotheken auf, um dem Sohn das Medizinstudium zu bezahlen. Mühevoll und mit Glück überstanden sie die Wirren des Zweiten Weltkrieges und die der Jahre danach. 1961 starb der Sohn an einem Herzinfarkt. 1963 wurde Minna, nun sechsundachtzigjährig, schwächer und schwächer. Jetzt erst meldeten beide ihr Gewerbe ab. Liebevoll pflegte Tante Else ihre Schwester drei Jahre lang bis zu deren Tod. Tante Else war nun ganz allein, versorgte das Haus, verbrachte viel Zeit auf dem Friedhof. Sie zog sich zurück, lebte vor sich hin, immer abgeschiedener. Ihr ganzes Leben lang hatte sie im Schatten ihrer dominanten Schwester gestanden. Nun verblieb sie dort einfach weiter. Mit vierundachtzig Jahren war sie schließlich auf fremde Hilfe angewiesen und als sie nachts verwirrt in der Stadt umherirrte, nahm Minnas Enkeltochter sie mit zu sich. Die neue Umgebung war nicht gut für Tante Else. Bald hatte sie die Orientierung komplett verloren und lebte meist nur noch in einer Scheinwelt aus Vergangenem und Fantasien. Man konnte ihr nicht mehr folgen. Tagsüber blieb sie von Anfang an allein in der Wohnung. Die Tür war von außen verschlossen, Nachbarn hatten einen Zweitschlüssel. Von morgens bis abends räumte, wischte, putzte und sortierte sie – und zwar nach ihren Vorstellungen: ein Wirrwarr, jeden Abend war alles umgestellt und neu arrangiert. Immer aktiver, immer wahnhafter und leider auch immer aggressiver wurde sie – es war furchtbar, kaum mit anzusehen. In ihren seltenen lichten Momenten ging sie ins Bad, machte sich frisch, frisierte sich, ordnete ihre Kleider, kam anschließend gemessenen Schrittes und stolz in die Wohnstube und ordnete irgendetwas gebieterisch an.

Einmal wandte sich Tante Else ehrerbietig an den Ehemann der Enkeltochter. Charmant bat sie ihn um seinen Arm. Als Paar flanierten die beiden in der Wohnung auf und ab. Sie ließ sich führen. Irgendwann hielt sie dann inne. Ihre Augen fingen an zu strahlen, breit lächelte der Mund. Sehnsüchtig strich sie dem Mann mit der Hand über das Haar, zog ihn an sich, umarmte ihn, hätte ihn gern geküsst. Doch dann, nach einer kleinen Zeit des hohen Glücks, schob sie ihn ganz unvermittelt richtig schroff von sich weg. Ihre Fassung löste sich auf. Sie sank in sich zusammen, machte sich kleiner, wurde hilflos, klammerte sich abrupt noch einmal an ihn – ließ ihn auch sofort wieder los, verfiel in ein Weinen und geriet schließlich in ihre alten wirren Wahnvorstellungen. Wochen später war Tante Else so unruhig, dass nur noch die Psychiatrie übrig blieb. Es ging wirklich nicht mehr. Nun kam die kleine, abgemagerte, blasse Frau auf die Station; schwach und hinfällig. Von Anfang an war sie jetzt vollkommen desorientiert. In den ersten Tagen suchte sie ständig irgendetwas, schimpfte vor sich hin, tobte und verbreitete eine drohende, mystische, beinahe schauderhafte Atmosphäre. So ging das auch nicht. Tante Else wurde in den Raum für Schwerstkranke direkt gegenüber dem Stationszimmer verlegt und medikamentös tief gedämpft. Nach Tagen erwachte sie wieder – ganz allmählich. Erst eine weitere Woche später stand sie plötzlich erneut vor ihrer Zimmertür, nun aber ganz ruhig. Schritt für Schritt vergrößerte Tante Else in den nächsten Stunden und Tagen ihren Aktionsradius. Schließlich hatte sie einen Patientenstuhl auf dem großen Flur erreicht. Hier nahm die kleine Frau Platz und ruhte, döste – mitten im Stationsbetrieb.

Ihr knochiges Gesicht war erschreckend leer. Die kleinen halbgeschlossenen Augen starrten tief unter den wulstigen Brauen hervor – doch sie starrten immer ins Nichts. Unheimlich, wie ein schwarzes Loch wirkte der geöffnete Mund. Die langen weißen Haare, meist gut gekämmt, hingen ganz dünn und strähnig herab. Da war nichts mehr außer einer gespenstischen Maske – als wenn selbst ganz tief in ihr kein Leben mehr wäre, als wenn ihr nun auch die allerletzte Kraft entzogen worden war. Und dennoch: Manchmal wirkte sie in ihrem langen weißen Nachthemd wieder irgendwie vornehm und sogar etwas elegant. Dann pustete sie einzelne Strähnen ihrer langen weißen Haare aus dem Gesicht, strich sie ganz zart verhalten nach hinten, ging immer wieder mit beiden Händen durch die Frisur, zupfte wohl auch einmal ihr Hemd zurecht und atmete in ganz langen Zügen deutlich hörbar aus. So saß sie nun schon mehrere Tage an dem Tisch auf dem Flur und bald galt dies als ihr Tisch, als ihr Platz. Hier erhielt sie ihre Mahlzeiten und Getränke. Hier saß sie den ganzen Tag. Hier war sie ruhig.

Ein sechsundachtzigjähriger dementer Mann lag schon längere Zeit auf der Station. Nach einem leichten Schlaganfall wurde er nun wieder mobil. Die Physiotherapeutin machte mit ihm Gehversuche. Als er an Tante Else vorbeischritt, begegneten sich ihre Blicke nur kurz. Auf dem Rückweg aber steuerte er direkt zu ihrem Tisch hin und setzte sich auf den zweiten Stuhl. Minutenlang sahen sich beide regungslos in die Augen. Plötzlich strich Tante Else ihm zart und behutsam die Haare aus dem Gesicht. Unverändert und immer noch genauso starr ließ er das mit sich geschehen, blieb ganz ruhig, wie sein eigenes Standbild, keinerlei erkennbare innere Anteilnahme. Auch die Mimik von Tante Else war unverändert, vollkommen unbewegt. Sie hatte nur eben diese kleine Bewegung vollführt. Die Physiotherapeutin ging ein paar Schritte vor, der alte Mann stand auf, folgte ihr. Tante Else blieb weiter starr und ausdrucksleer in ihrer üblichen Haltung sitzen, genauso wie in der ganzen letzten Woche. Der nächste Tag war ein Sonntag. Im gesamten Krankenhaus war Ruhe. Überall spürte man diese wohltuende, heilsame Stille. Psychiatrische Patienten sehnen sich ganz besonders nach diesem lindernden Frieden. Und die feinfühligen Schwestern der Station wussten das ganz genau, sie behüteten ihn regelrecht. Tante Else saß wie stets an ihrem Platz. Plötzlich kam der Mann. Er setzte sich zu ihr an den Tisch. Wieder diese starre Haltung der beiden. Unvermittelt legte er seine grobe Hand über ihre, sodass diese fast darin verschwand. So saßen die zwei mehrere Stunden lang unbeweglich und eng miteinander verbunden. Niemand störte sie und auch sie störten niemanden. Gegen 21 Uhr trennte die Schwester vom Spätdienst die beiden Hände zart voneinander. Keinerlei Reaktion. Nacheinander führte sie die zwei in ihre nebeneinander liegende Zimmer, wusch sie und brachte sie zu Bett. Es war sofort Ruhe. Nachts war es auf der ganzen Station ruhig. Alles schlief. Immer noch lag dieser wunderbare Sonntagsfrieden über dem ganzen Haus.

Um sechs Uhr übernahm die Frühschicht den Dienst. Die Stationsschwester öffnete wie üblich nacheinander die Türen zu den Zimmern, weckte die Patienten und begrüßte jeden einzeln. Als die Runde bei Tante Else ankam, stellte sie erschreckt fest, dass das Bett leer war. Schnell durchsuchte die Krankenpflegerin die gesamte Station. Bald war Tante Else gefunden: Arm in Arm im Bett des alten Herrn, völlig nackt und eng aneinander gekuschelt. In tiefer Ruhe lagen die beiden fest umschlungen und waren wie eins. Von ihrer Umgebung nahmen sie keinerlei Notiz. Der Mann schlief wie ein Kind, während Tante Else ihm mit der rechten Hand zart und gleichförmig über die grauen Haare strich. Den Mund hatte sie geschlossen, etwas zugespitzt und wieder und wieder stupste sie ihm einen Kuss auf seine Schulter. Ihre Haare waren zerzaust, völlig durcheinander, das ganze Bett ungewöhnlich zerwühlt und das Laken: Völlig zerknittert lag es unter dem Bett, es hatte Flecken und man sah, dass sie es zum ersten Mal getan hatte. Gegen Mittag öffnete sich vorsichtig die Tür der beiden. Ganz leise tappte Tante Else aus dem Zimmer heraus. Ihr weißes Nachthemd fiel ins Auge, es war dezent an den Hüften mit dem schmalen Gürtel des Mannes gerafft. Behutsam schritt die kleine Frau nun wieder zu ihrem Platz auf dem Flur und setzte sich. Wenig später jedoch erhob sie sich und schlich wie auf Zehenspitzen in ihr Zimmer. Dort nahm sie den Gurt wieder ab und legte sich ganz friedlich in ihr Bett. Sie schlief zwei Tage und zwei Nächte durch. Dann war sie tot.

Ein freies Herz

Anfang der Siebzigerjahre wurden in der hiesigen Lungenklinik fast nur ausgemergelte und vorgealterte Männer behandelt. Die meisten von ihnen litten an Krebs. Respektlos wurden sie als Raucherruinen bezeichnet. Dazu kamen noch einige wenige Tuberkulosekranke – dauerhaft offen. Sie verbrachten einen ganzen Teil ihres Lebens in unserem Hause. „Chroniker" nannten wir sie, alte „Mottenbrüder". Die letzten Überlebenden der entsetzlichen Tuberkuloseseuche der Nachkriegszeit. All diesen schwer Gezeichneten konnte im Grunde niemand mehr helfen. Entsprechend gedämpft war die Stimmung auf der Station und Ängste und Schauder klebten am Image. In dieser Situation kam endlich ein neues Aufgabengebiet hinzu: Ich sollte einen spezialisierten Bereich für Asthmakranke aufbauen. Die entsprechenden Ausbildungen hatte ich absolviert, das notwendige Testlabor eingerichtet. Es konnte losgehen. Wir waren gespannt.

Und es ging los: Für gehöriges Aufsehen sorgte eine äußerst attraktive und anmutige Frau von etwa vierzig Jahren. Sie kam mit einem Einweisungsschein. Ihr Problem war ein nächtliches Asthma. Darunter litt sie seit etlichen Monaten. Mehrmals musste spätabends der Notarzt kommen. Tagsüber war die Frau beschwerdefrei. Das Gefühl, man würde sie als Simulantin ansehen, war für die Patientin beinahe noch schwerer zu ertragen als die Erkrankung selbst. Sie fand sich erniedrigt. Von einem älteren Arzt aus der Ärzteberatungskommission war sie befragt worden, ob ihre Lunge wohl Augen hätte, dass sie Tag und Nacht unterscheiden könne. Das war mehr als unverschämt. Sie war empört. Damals war ich ein junger Stationsarzt, jünger als sie – nicht nur an Jahren. Ihre Erscheinung blendete mich. Natürlich spürte sie das, genoss es. Als ich sie aufnahm, gelang es ihr immer wieder geschickt, die Gesprächsführung zu übernehmen. Ich musste mich strikt an vorgegebene Fragenkomplexe halten. Irgendwie schüchterte mich ihr souveränes Auftreten ein. Ich erfuhr von ihren schweren, quälenden Luftnotzuständen, die fast regelmäßig abends nach 22 Uhr begannen. Vor allem aber nahmen diese in letzter Zeit an Intensität zu. Das bedrückte sie sehr. Die Frau lebte mit ihren zwei Kindern in einer neuen Partnerschaft. Sie arbeitete als Sekretärin. Ich musste sofort an unsere Arztsekretärinnen denken. Ich achtete sie sehr. Sie waren in ihrer Arbeit weitsichtig, zuverlässig und konsequent. Ihr Stil überzeugte.

Bei der klinischen Untersuchung bot die Patientin auf den ersten Blick keine Besonderheiten. Bei genauem Hinsehen jedoch erschien sie mir erschöpft und müde, abgespannt. Als ich sie bat, sich zu entkleiden, wurde sie ruhiger, zurückhaltender und auffallend gehemmt, ja sogar verschämt; plötzlich genierte sich diese Frau vor mir. Das passte überhaupt nicht in mein Bild von ihr. Nur zögerlich ließ sie sich untersuchen, und doch gelang es ihr nicht, mehrere kleine blaue Flecken an ihren Brüsten und an beiden Oberschenkeln zu verbergen. Meinem fragenden Blick hielt sie nicht stand. Um sie nicht weiter zu quälen, kürzte ich die Untersuchung ab. Mit einem kleinen Seufzer bedankte sie sich. Nun führte ich sie zur apparativen Diagnostik. Die Lungenfunktion, das EKG, die Röntgenaufnahme und auch die Laborwerte brachten überhaupt keine neuen Aspekte. Ich hatte das erwartet, sie war überrascht. Dann bat ich sie, mir sämtliche Medikamente zu übergeben. Da ich Nachtdienst hatte, könnte ich sofort erscheinen, wenn ihr Asthma einsetzen würde. „Einverstanden", sagte sie erfreut. Damit hatte sie gar nicht gerechnet.

Am nächsten Morgen war sie ausgeruht, hatte trotz der neuen Umgebung gut geschlafen. Keinerlei Anzeichen von Atemnot. Nach der Visite bestellte ich mir die Frau in mein Arztzimmer. Etwas zurückhaltender trat sie nun auf, angenehm.

„Ihre ersten Befunde sind sehr gut", sagte ich. „Das ist ausgezeichnet, erklärt aber nicht die Ursache ihrer Krankheit."

„Ich habe schon an eine Bettfedernallergie gedacht", meinte sie, „schließlich war ich ja hier im Krankenhaus anfallsfrei."

„Ganz einfach: Sie bleiben für immer bei uns. Das würde unserem Hause gut tun." Unüberlegt und plump kam dies aus mir heraus. Ich bereute sofort.

„Das werde ich ganz bestimmt nicht tun!" Ihr Ton sorgte für Abstand. Sie hatte mich zurechtgewiesen.

„Wie machen wir jetzt weiter?", fragte ich ganz rational. „Ich möchte noch einmal ganz von vorne anfangen. Eine Untersuchung beginnt immer mit der Krankengeschichte. Hier interessiert mich am meisten ihre soziale Vorgeschichte. Dazu möchte ich von ihnen einen ganz genauen Ablauf ihrer Lebensweise hören." Ich bat sie, schrittweise jede kleinste Einzelheit aufzuführen. Kooperativ schilderte sie in einfachen Sätzen ihre Biografie. Anschließend beschrieb sie einen ganz normalen Tagesablauf. Ich stellte Zwischenfragen, sie antwortete.

„Vielleicht ist es eine Nadel in einem Heuhaufen, die wir beide finden müssen." Ich ermunterte sie, kriminalistisch jede kleinste Begebenheit zu bedenken. Schließlich hatte die Frau vor mir ihr ganzes Familienleben ausgebreitet. Dies ist mir immer sehr wichtig. Ich sammle gern Einzelheiten über die Lebensweise anderer – ob nun per Hausbesuch, durch Beschreibungen wie hier oder in Gesprächen mit Angehörigen. Es entsteht dabei jeweils ein Bild eines Menschen, das ich intensiv betrachte, an dem ich mich regelmäßig erfreue. Und wie ich die Anatomie eines Menschen niemals werten würde, maße ich mir auch bei seinem Umfeld keinerlei Urteil an.

Vieles wurde besprochen. Der Hintergrund des nächtlichen Asthmas blieb uns dennoch verschlossen. Als Letztes forderte ich sie auf, exakt zu schildern, wie ein Anfall begann und was dabei in ihr vorging. Sie überlegte eine Weile, wollte gerade anfangen zu sprechen, als sie erschrocken aufsah. Mit großen Augen fixierte sie mich. Dann senkte sie ihren Blick.

Nach kurzer Zeit biss sie sich auf die Unterlippe und begann unmerklich zu weinen. Irgendetwas war passiert, aber was? War ich auf den Punkt gekommen oder hatte ich vielleicht doch zu viel gefragt? Ich war mir nicht sicher. Dachte sie womöglich, auch ich glaubte ihr nicht?

Junge, hübsche Frauen wurden damals leicht als eingebildete Kranke oder gar als Simulanten abgestempelt. Ein Horror war das für sie. Die Meinung eines Arztes galt als unumstößlich. Wir, die jungen Ärzte, beteiligten uns daran nicht. Auf gar keinen Fall wollten wir in den Ruf geraten, andere Menschen nicht ernst zu nehmen. Das war uns wichtig. Vorsichtig entschuldigte ich mich. Sie wurde ruhiger, sah sich nachdenklich im Raum um. Eine längere Pause entstand. Sie trat ans Fenster, sah einfach nur hinaus. Unsere Lungenklinik befand sich fast auf dem höchsten Punkt des Geländes. Von hier aus hatte man einen wunderbaren Blick über den Großteil der Stadt. Lange schaute sie gedankenversunken in die Ferne, nahm intuitiv das Panorama in sich auf. Ich musste an ihre blauen Flecken denken: War das Gewalt im Bett? Darüber hatten wir als Studenten in der Gerichtsmedizin gehört. Eine hohe Dunkelziffer, das Vorkommen in allen Schichten der Bevölkerung und ein absolutes Stillschweigen darüber, das waren Attribute dieses Vergehens. Aber passte das überhaupt zu dieser selbstbewussten Frau? Es sei denn, dachte ich, sie wäre masochistisch veranlagt. Gespräche über die Sexualität sind in der Inneren Medizin immer wieder Gratwanderungen. Hier, in diesem Falle, hätte ich es ganz bestimmt einer Ärztin übertragen. Die Pause dehnte sich aus. Die Stille bedrückte mich. Ich sah die Frau an. Immer noch war sie tief in ihren Gedanken verloren, schien gefesselt, sehr mitgenommen. Ich hielt es nicht mehr aus. Einer von uns beiden musste doch etwas sagen. Ich begann. „Je weiter der Blick, desto freier das Herz", philosophierte ich. „Das ist der Leitspruch für den gusseisernen Turm in Löbau. Einer meiner Vorfahren war maßgeblich an seinem Bau beteiligt. Von seiner Spitze aus kann man bei gutem Wetter fast hundert Kilometer weit sehen. Kennen Sie diesen Turm?"

Immer noch verharrte sie nachdenklich vor dem Fenster. Hatte sie mir überhaupt zugehört? Plötzlich richtete sich die Frau auf, warf den Kopf nach hinten, atmete tief durch. Ganz unvermittelt und ungeniert ergriff sie meine Hand und deutete mit ihr nach links: „Sehen Sie, da hinten in dem hohen Haus, dort ist meine Wohnung. Und da", sie lenkte meine Hand weiter nach rechts, „hinter dem Hügel, da steht mein Elternhaus. In dem Viertel bin ich groß geworden." Dann wieder dieses Schweigen. Sie war ruhiger, aber immer noch suchend. Mich beschlich erneut ein beklemmendes Gefühl. Dieser schönen Frau fühlte ich mich nicht gewachsen. Dass sie so einfach meine Hand genommen hatte, verstärkte den Eindruck. Doch plötzlich verwandelte sie sich. Binnen kurzem blühte sie regelrecht auf. Sie strahlte, fing an, Bedeutungsloses zu schwatzen, und ich hatte immer noch keine Ahnung. Ich verstand sie nicht und sie war mir auch zu nah. Ich trat ein wenig zurück, musterte sie. Dann begegneten sich erneut unsere Blicke. Zwei, drei Sekunden lang sahen wir uns klar in die Augen. Sie sagte aber nichts. Jetzt brauchte ich Abstand. „Morgen werden wir mit unseren Untersuchungen fortfahren: Ein Allergietest, ein Asthmaprovokationstest und die Ergometrie stehen noch auf dem Plan." Sie lächelte – fast ein wenig verklärt, und so verließ sie auch mein Dienstzimmer. Etwas verwirrt blieb ich zurück. Ein Rätsel, diese Frau. Noch eine ganze Weile lang schien es, als sei sie – nun wieder die perfekte Sekretärin – immer noch präsent in meinem Dienstzimmer.

Am nächsten Morgen stand die Patientin zur Visite locker neben ihrem Bett. Es ging ihr sehr gut. Sie beantragte Urlaub für ein paar Stunden. Das war äußerst ungewöhnlich in unserem Stationsablauf, zumal ein triftiger Grund fehlte. Gerade wollte die Stationsschwester ihr Veto einlegen – ich war schneller, genehmigte. Die angesetzten Zusatzuntersuchungen mussten verschoben werden. Den ganzen langen

Tag war sie nicht wieder zurückgekommen. Abends meldete sie sich per Telefon beim Spätdienst ab.

Am nächsten Morgen erschien sie in aller Frühe. Freiheraus stellte sie sich mir in den Weg. Wir begrüßten uns freundlich. Sie entschuldigte sich und begleitete mich entschlossen in mein Arztzimmer. Ehe ich noch etwas sagen konnte, sprudelte es schon aus ihr hervor: „Herr Doktor, ich werde meine Sachen packen und die Klinik verlassen und gleich danach werde ich noch einmal meine Sachen packen und meinen Freund verlassen. Ich werde heute noch bei meinen Eltern einziehen – vorübergehend nur, bis sich etwas gefunden hat. Ich starte neu. Das ist es!"

„Einverstanden", sagte ich und gab ihr eine Pause für eine Erklärung. Es kam aber keine. „Schöne Frauen haben sowieso immer Recht!", ergänzte ich.

„Danke" erwiderte sie. „Aber, wer zur Gewalt schweigt, verliert sein Recht. Das sagt jedenfalls der Volksmund."

Wir verabschiedeten uns, ebenbürtig. Gelöst sah ich ihr noch einen kurzen Moment zu.

„Nein, nein", sagte sie anmutig lächelnd, „ich komme ganz bestimmt nicht mehr wieder!"

Gewichtsreduktion

Der Pförtner hatte angerufen, er würde dringend meine Hilfe benötigen. Ich öffnete die Tür zu seiner stark verrauchten Loge. Aufgelöst und recht verlegen kam er mir entgegen. Eine sehr dicke Frau saß auf dem Stuhl neben seinem kleinen Tisch. Erbarmungslos vereinnahmte dieser riesige Fleischberg den ohnehin sehr kleinen Raum. Ihre überdimensionale, fast quadratische Statur war schon einmalig. Das war ihm einfach zu viel.

Sie schien hier in unserer Gegend zu wohnen. Wir sahen sie hin und wieder vom Fenster aus an der Klinik vorübergehen. Mit schnellen kurzen Tippelschritten bewegte sie sich ganz eigenartig vorwärts, fast wie eine mechanische Puppe. Sie tat uns leid, Kommentare kamen aber trotzdem. Jetzt hatte sie ihr Sprunggelenk verstaucht und sich mit größter Anstrengung gerade noch bis zum Pförtner geschleppt. Ich überwies sie zur Chirurgie. Eilig bestellte der Mann einen Krankenwagen.

Am nächsten Tag saß sie in unserem Stationszimmer: Ob wir wohl ein paar Schmerztabletten hätten. Die Stationsschwester lehnte ab, sie möge zum Chirurgen gehen. Dieser habe aber nur gesagt, sie solle weniger essen. Dann würde sie sehen können, wo sie hintritt.

„Na, und", rutschte es mir heraus, „hat er Recht?" Kränkungen war sie gewohnt, aber ich hatte sie verletzt. „Oh, Entschuldigung, das wollte ich nicht." Sie nickte. Mit etwas aufgesetzter Hektik verschwand ich schnell. Die Frau blieb weiter sitzen, ruhte sich aus. Vielleicht erwartete sie ein paar nette Worte, schließlich waren wir ja Krankenhauspersonal. Da nichts kam, sah sie sich um und suchte nach einem Ruhepol für sich. Sie musterte die Stationsschwester, die war ja auch nicht gerade schlank. Deren kräftiger Körperbau aber, der entsprach komplett den damaligen Vorstellungen von einer leitenden Schwester. Diese wirkte kompetent, würde sich überall durchsetzen und vor allem erinnerte sie an die gebende Art einer Mutter mit großem Herzen, wie sie Ernst Barlach mit seiner *Mutter Erde* aus Kalksandstein gemeißelt hatte. Und wirklich, über ihre eigenen Gewichtsprobleme konnte unsere Stationsschwester nur lächeln. Sie hatte ganz andere Sorgen. Ihr Sohn war Spastiker. Und das konnte ich eindrucksvoll an ihr lernen: Mütter hirngeschädigter Kinder entwickeln eine liebevolle Ausstrahlung. Sie sind ernster, zurückhaltender, sparsam mit Worten. Sie kommen ohne viele Schnörkel sofort zum Ziel. Das hatte mich schon so manches Mal erstaunt. Sie übergehen Unwichtiges oder Maskeraden. Sie haben ihre Meinung und die stimmt.

Unsere Klinik bestand aus einem langgestreckten Flur, von dem hintereinander zehn Räume abgingen: Patientenzimmer, Labor, Sekretariat, Schwesternzimmer und ein Raum für die Haustechnik. Küche und Toiletten befanden sich in einem separaten Flur neben den Treppen. Das Stationszimmer lag direkt am Eingang. Wie eine Concierge überblickte die Chefin ihren Stationsbetrieb, denn die Tür hielt sie immer weit geöffnet. Kaum hörbar arbeitete sie an ihrem Schreibtisch, ließ sich nicht stören. Sie strahlte eine sachliche Ruhe aus, die sich wie eine wärmende Decke über alles in ihrer Abteilung legte.

Diese Form der Ruhe respektierte die dicke Frau – beinahe schon ehrfürchtig. Allein die Stille bedeutete für sie viel, viel mehr als nur eine Verschnaufpause. Diese Stimmung tat gut. Nichts, was sie erniedrigte oder demütigte. Nach etwa einer halben Stunde fing sie an zu erzählen. Vorsichtig und leise begann sie zunächst mit ganz Belanglosem: vom Wetter, von der Jahreszeit, Tratsch aus der Stadt. Sie sprach weiter – ruhig, langsam, leise und aus der Kehle heraus. Sie redete und redete und bekam doch keine Antwort. Eine Stationsschwester hat nie Zeit. Die muss schreiben – kaum sonst eine Schwester, die gern schreibt. Die Dicke sprach trotzdem weiter, vielleicht auch gerade deshalb. Als das Mittagessen kam, stand sie auf, verabschiedete sich sehr freundlich und ging.

Der nächste Tag war ein Mittwoch. Der Montag und der Mittwoch, das waren die Stresstage: Sechs Zugänge und ebenso viele Entlassungen; verabschieden, aufnehmen, messen, wiegen, erklären, zeigen, bekanntmachen, Formulare, Blutentnahmen, und dazwischen immer wieder wünschen, hoffen, trösten – es gab sehr viel zu tun. Der Desinfektor wechselte die Matratzen, der Hol- und Bringedienst die Wäsche, die Verwaltung tauchte auf zum Abgleichen der Personalien. Die dicke Frau merkte sofort, dass hier kein Platz für sie war. Sie grüßte kurz und war auch schon wieder weg.

Dienstags und donnerstags war Bronchoskopietag. Diese Untersuchungen fanden eine Etage höher statt. Auf der Station bedeutete das relative Ruhe. Sie setzte sich wieder. Mehrere Stunden saß diese voluminöse Frau, dieses Schwergewicht, auf ihrem Stuhl, dessen Sitzfläche in keiner Weise ausreichte. Eines Tages würde er bestimmt zusammenbrechen. Wieder sprach sie. Sie sprach und sprach. Dass ihr die Stationsschwester wertfrei zuhörte, war einfach wunderbar. Sie redete, als würde sie in ein Tagebuch schreiben, und es klang, als würde nebenher ein Radio laufen, ihr schien, als würden Nebelschwaden sich verziehen – langsam, unaufhörlich, endlich einmal frei.

Nirgends hatte sie bisher so offen sprechen können. Und je mehr sie redete, umso unwichtiger war der Inhalt, umso leichter konnte ihr zugehört werden. Das Klima in dem Raum, es löste nun, machte beide Frauen frei. Die Dicke sprach aus, was sie gerade dachte – immer wieder zart, vertraut und ungeprüft. Gedanke um Gedanke kam aus ihr hervor. Sie sprach sie vor sich hin, nahm sie wahr und speicherte sie erneut, vielleicht nun aber andernorts. Es war eine Art Inventur, eine Bilanz und zeitgleich auch ein Selbstporträt. Jetzt sah sie sich neu. Und sie fand so vieles davon gut. Von Tag zu Tag kam Positives noch hinzu, Zuversicht entstand. Die Stationsschwester hörte anfangs aufmerksam zu. Bald entdeckte sie: Das war ja eigentlich gar nicht an sie gerichtet.

Sie fand die Situation komisch. Aus Mitleid griff sie nicht ein, wandte sich wieder der Arbeit zu.

„Was soll ich mit der Frau machen?", fragte mich die Stationsschwester nach ein paar Tagen.

„Im Grunde ihrer Seele ist sie doch eine Liebe. Lassen Sie sie einfach weiterreden", kam ich ihr entgegen. Natürlich war ich neugierig geworden. Es war ein Zugeständnis. Beide wussten wir das. Oder wollten wir die Besucherin einfach nur näher an uns heranziehen? Schließlich saß sie zeitweise auch ganz allein im Stationszimmer. Immer wieder kam es vor, dass wir wie selbstverständlich unsere Patienten gebeten hatten zu helfen. Botengänge, kleine Einkäufe, Handreichungen, Sitzwachen oder das Anheben schwerer Lasten, auch hilfloser Kranker – all dies machten unsere Patienten immer sehr gern. Natürlich fragten wir nur diejenigen, denen wir es zumuten konnten. Ein junger Mann hatte mir sogar einmal nachts beim Heraustragen eines Verstorbenen geholfen.

Die dicke Frau kam und redete weiter. Ungeordnet und in vielen kleinen Begebenheiten erzählte sie von sich, stundenlang, mehrere Tage hindurch, ohne eine Antwort zu bekommen. Wieder und wieder dieses unbeschwerte Selbstgespräch, in dem sie aus ihrem Innersten mitteilte. Natürlich bemerkten auch die Mitarbeiterinnen eine Veränderung. Während die Schwestern abwarteten, tauchte die Stationshilfe immer wieder neugierig bei ihrer Chefin auf. Sie erkannte aber, dass sie so nichts erfahren würde. Stören wollte sie nicht. Diese agile Frau war gut fünfzig Jahre alt, kess und flink. Alle zwanzig Minuten – wie ein Zeitmesser – ging die Tür eines Patientenzimmers auf und sie trat polternd auf den Flur. Wieder hatte sie einen Raum sauber gemacht. Mit ihrer tiefen rauen Stimme erzählte sie vor sich hin, was sie gerade machte. Waren Männer da, forderte sie diese gern heraus. Spritzig und angeregt holte sie die Herren aus der Reserve, machte mit ihnen ihren Spaß oder erzählte. Niemand war ihr im Kontern gewachsen. Wer das nicht wusste, konnte sich ganz schön blamieren. Nicht immer war alles so vollauf gesellschaftsfähig. Ganz selten musste man sie bremsen. Die Stationsschwester war die einzige, von der sie sich führen ließ. Beim Saubermachen der Krankenzimmer wusste man genau, wo sie gerade war, denn sie stieß alle paar Sekunden heftig mit dem Besen an die Scheuerleiste oder an ein Möbelstück. Fast stündlich unterbrach sie ihr Tun und rauchte süchtig eine Zigarette in einem ganz kleinen Kabuff. Das Essen kam. Die Stationshilfe nahm es entgegen. Sie klapperte mit den Aluminiumtöpfen. Wer gehen konnte, holte sich seine Mahlzeit aus der Küche.

„Kommen sie", sagte sie zu der Besucherin, „Sie sollen auch nicht leben wie ein Hund." Sie stellte einen kleinen Teller mit Kartoffelsuppe vor ihr auf den Tisch. Dankbar nahm die Dicke an und empfand es genau so, wie es gemeint war. Nach dem Essen ging sie sofort in die Küche zum Abwasch. „Dann kann ich ja eine rauchen gehen!", freute sich die Stationshilfe und tat das auch.

Am Anfang war das Wort. Nun aber kam die Übergewichtige Schritt für Schritt näher an uns heran, dezent und überaus sensibel. Sie sorgte in der Küche, trug das Essen zu Schwerkranken – ihr Bein war wieder gut – fütterte zwei Pflegepatientinnen und unterhielt sich viel mit ihnen. Eines Tages fragte mich die Stationsschwester, ob wir die Dicke wohl zur stationären Gewichtsreduktion aufnehmen könnten. Und dann erzählte sie im Telegrammstil: Neubau. Dreizimmerwohnung. Das Kinderzimmer musste sie mit der jüngeren Schwester teilen. Vater pingelig und übergenau. Viel Streit in der Familie. Sie habe immer nachgegeben. Dann der erste Freund. Schnell wurde geheiratet, natürlich wegen der Wohnung. Streng und böse war der Mann zu ihr: wie der Vater. Sie wurde immer dicker. Irgendwann war der Sex nicht mehr möglich. Da habe er zugeschlagen. Eines Tages hat sie ihn mit einer anderen im Bett überrascht. Mit einem Koffer zog sie wieder bei ihrer Schwester ein. Diese hatte inzwischen einen Mann bei sich aufgenommen. Im

Wohnungsamt sei sie den Antrag kaum losgeworden. Jahre würden vergehen, ehe sie eine eigene Wohnung bekäme.

Wenn sich meine Stationsschwester besonders engagierte, gab es nur eins: zustimmen. Im Grunde war ich gegen Kuren zum Abnehmen. Am Ende ist immer Frust. Bis zur Entlassung geht alles gut. Spätestens nach einem halben Jahr ist das Gewicht dann höher als zuvor. Nur ganz junge Ärzte lassen sich auf so etwas ein. Der Kreisarzt hatte uns Jahre zuvor eine Frau geschickt. Sie sollte nach einem von ihm bestimmten Programm an Gewicht abnehmen. „Kilos abschmeißen" nennen die Frankfurter das. Für die erste Woche war Nulldiät angesetzt. Am vierten Tag, als sie sich unbeobachtet fühlte, ging sie zum Abräumwagen. Ich musste dann von Weitem mit ansehen, wie sie im Bruchteil einer Sekunde, die Hand zu einer Kelle geformt, in den Abfalleimer langte. Alles, was sie hochförderte, stopfte sie unbesehen in sich hinein, schob mit der flachen Hand nach und hielt sie dann weiter wie einen Deckel vor dem Mund. Hier, bei unserer dicken Frau, war es anders. Sie war nicht süchtig. Sie hatte eine Schutzschicht angelegt, um nicht haltlos oder böse zu werden. Sie hatte sich ihre Zartheit bewahren können. Das war ihr wichtiger. Ja, ich stimmte auch innerlich zu. Riesenfreude bei der dicken Frau. Schon am nächsten Tag zog sie bei uns ein. Sie wählte ein Bett in einem Pflegezimmer, dort, wo sie gebraucht wurde. Zum Therapieplan sagte ich nichts: „Von Frau zu Frau ist da viel mehr herauszuholen."

Die dicke Frau war ja erst sechsundzwanzig Jahre alt. Und sie war klein. Dadurch wirkte alles noch massiger. Keiner wusste genau, wie schwer sie wirklich war – unsere Waage zeigte nur bis 125 Kilogramm an. Bei der Aufnahmeuntersuchung konnte ich ihre inneren Organe überhaupt nicht erreichen. Es war wirklich eine extreme Fettsucht. „Morbide Adipositas" trug ich in das Krankenblatt ein – krankhafte Fettsucht. Dass alle unsere Schwestern dieses immense Übergewicht so ohne weiteres und ganz neutral akzeptierten, das war für mich ein Phänomen. Nun brachte sich jede von ihnen voll mit ein. 400 Kalorien, Sport am Ergometer im Labor, Physiotherapie im Hause, dazu noch Arbeiten auf der Station und vieles anderes mehr.

„Meine Männer kriegen Sie aber nicht!", neckte die Stationshilfe sie. „Die mach ich mir alleine. Rauchen Sie lieber, Rauchen macht schlank." Wir hatten ein solches Plakat auf dem Flur hängen: ein Skelett, glimmende Zigarette zwischen den Zähnen, darunter der von ihr zitierte Satz. Und es begann, wie wir erwartet hatten. Sie war den ganzen Tag unterwegs – emsig und fleißig. Sie übernahm die gesamten Pflegearbeiten an den beiden Mitpatientinnen in ihrem Zimmer – wie eine Frau vom Fach. Sogar das Windeln schaffte sie. Sie half in der Küche, fegte, wischte, trug Essen aus, machte Betten, sorgte für Blumen und und und. Sie suchte Arbeit, wo immer sie war. Bald kannten sie alle. Die Patienten riefen nach ihr, hatten kleinere Aufträge für sie und machten ihre Witze dazu. Die junge Frau lebte auf. Sie blühte auf, entwickelte einen wundervollen Charme, strahlte ständig und lachte laut über den ganzen langen Flur. Überall, wo sie hinkam, gab es im Nu eine heitere Stimmung. Abends begann sie zu singen. Sie sang in den Zimmern. Wann gab es so etwas je in unserer Klinik: Volkslieder, die alten deutschen Volkslieder erklangen. Manche Patienten sangen leise mit, andere hatten feuchte Augen. Auch in Handarbeiten war sie aktiv. Mit mehreren Kranken saß sie auf dem Flur am Tisch und strickte, malte oder bastelte. Um sie herum standen Männer, sahen schmunzelnd zu, kommentierten. Kleine Geschenke entstanden, die sie sofort verteilte. Bald gab es erste Aufträge für ihre „Werkstatt".

Sie hatte keine Wohnung. Das zu klären war sehr wichtig. Unvermittelt kam ein Angebot von einer älteren Dame, dass sie für eine Weile bei ihr zur Untermiete wohnen könnte. Das wäre ja die Lösung. Damit hätte sich die stationäre Aufnahme schon gelohnt. Überglücklich erzählte sie das allen. Gleich darauf gab es den ersten Heiratsantrag – ein alter Krebspatient. „Kommt gar nicht infrage", die Stationshilfe ging dazwischen: „Wenn schon, dann nehmen Sie den anderen da." Sie zeigte auf den Nachbarn. „Den kenne ich, der hat viel mehr auf der hohen Kante." Natürlich gab es anfangs auch anzügliche Bemerkungen von Mitpatienten. Sie konnte damit aber sehr gut umgehen.

Nach vier Wochen wog sie unter hundert Kilogramm. „Das ist meine Schallmauer!" Laut schrie sie das über den ganzen Flur. Türen gingen auf. Patienten sahen aus ihren Zimmern: Es gab riesigen Applaus. Kaffee und zwei Torten vom Bäcker spendierte sie. Jeder bekam ein Stück – sie selbst natürlich auch. Nun sah sie wirklich anders aus. Seit die Frau bei uns war, hatten sich ihre Haltung, der Gang, die Mimik und Gestik enorm entwickelt. Nun endlich konnte ihr Körper auch in der Figur ausdrücken, was in ihrem Inneren vorging. Stolz und vor allem glücklich schienen alle Sehnen und Muskeln gespannt, beschwingt fuhr sie mit ihren Bewegungen weit aus und sie strahlte – zunehmend in weiblicher Eleganz. Mir ging das alles viel zu schnell. Ich mahnte zu einer Pause. Damals kursierten Gerüchte, dass das in der Leber gespeicherte DDT zu regelrechter Vergiftung führen könne, wenn man zu schnell abnahm. Dieses und auch andere Gifte würden aus den aufgelösten Fettspeichern aktiviert werden. Es seien Todesfälle bekannt geworden. Die Frau lachte mich aus und eröffnete mir, dass sie die ganzen vier Wochen praktisch nichts gegessen hatte. Wir einigten uns auf ein vernünftiges Maß. Ohnehin müssten wir nun allmählich auch an eine Rehabilitation denken.

Eines Nachmittags kam per Notarztwagen ein junger Mann mit einem Lungenriss, einem Pneumothorax. Liebevoll half unsere kleine, junge Frau beim Betten. Ich behandelte den Mann und bat sie anschließend um eine Sitzwache. Jetzt erst bemerkte ich die Rötung in ihrem Gesicht, die glänzenden Augen, die Aufregung, den schnellen Atem, die Unruhe in ihr. Schon am nächsten Tag wussten alle Bescheid: Es war Liebe auf den ersten Blick. „Liebe und Husten kann man nicht verbergen. Lungenärzte müssten das doch wissen!“, jemand von den Patienten rief es mir zu. Von Anfang an waren sie beide unzertrennlich. Fast alle unsere Pläne und Empfehlungen galten nicht mehr. Die ganze Station war aufgeregt, nervös und fieberte mit. Aber schon nach wenigen Tagen verströmten die beiden Verliebten eine ruhige, warme Stimmung. Selbst an den stressreichen Tagen lag über allem ein wundervolles Klima. „Ein schönes Paar. Das muss man ihnen lassen“, richtig wehmütig sah die Stationshilfe ihnen hinterher. „Lang, lang ist's her“, meinte sie noch und dann flossen tatsächlich Tränen.

Wir wurden Zeugen einer tiefen Liebe. Nach einer guten Woche wurden sie als Paar entlassen. Er nahm sie mit zu sich. Im Oderbruch baute er an einem alten Bauernhaus. Sie kamen später noch einige Male, uns zu besuchen, brachten Blumen und Konfekt. „Liebe geht durch den Magen“, sagte er. „Das hier ist kein Kummerspeck.“ Er fasste ihr kraftvoll in die Lende. Ihr dauerhaftes Gewicht lag wohl deutlich unter achtzig Kilogramm. Niemand wollte das wissen.

„Na, und, klappt es?“, anzüglich baute sich die Stationshilfe vor den beiden auf. Die zwei Verliebten sahen sich an, ein Funkeln in den Augen war die Antwort. Dann lachten sie frei heraus.

Der Bandscheibenvorfall

Der Bereitschaftsdienst beginnt um 19 Uhr. Die schwierigen und unklaren Fälle melden sich im Allgemeinen erst nach 22 Uhr. Ein Schmerz, wenn er am Einschlafen hindert, wird unerträglich und er macht Angst.

Zwei Anrufe kamen an diesem Abend fast gleichzeitig: eine Gallenkolik und ein Ischias. Wir fuhren zuerst „zur Galle", weil sie am nächsten lag. Ein kurzes Gespräch, die gezielte Untersuchung, ein krampflösendes Mittel gespritzt und dann noch das Schriftliche. Der Fahrer assistierte gut. Es dauerte alles in allem keine fünf Minuten. Sofort ging es weiter zum Ischias. Wieder das kurze Gespräch, die gezielte Untersuchung und… Halt! Irgendetwas stimmte nicht. Aber was?

Das Schlafzimmer einer DDR-Plattenbauwohnung ist zu eng, um die Sensibilität, die Motorik und die Reflexe eines Patienten genau prüfen zu können. Das wusste man. Deshalb bat ich darum, die Patientin im Wohnzimmer untersuchen zu dürfen. Der Ehemann führte uns. Völlig überrascht sahen wir in einen ganz ungewöhnlichen Wohnraum. Wir waren sprachlos – im wahrsten Sinne des Wortes: keine Sesselgruppe, keine Anbauwand mit Wohnungskitsch, kein Fernseher zwischen Balkontür und Fenster, kein Plüsch. Im Gegenteil. Wir standen mitten in einer wunderschönen Bibliothek, fast im englischen Landhausstil. Ein kleiner Stilmöbeltisch, eine Couch à la Sigmund Freud, zwei bequeme Ledersessel und überall Bücher. Bücher über Bücher, wo man hinsah. Es waren Bücher, die gelesen wurden. Das sah man. Diese Bibliothek lebte, sie war das Zentrum der Wohnung. An der Wand noch ein origineller Picasso-Druck – wirklich ungewöhnlich. Ich war begeistert und verwirrt zugleich. Mir wurde warm ums Herz. Solch eine Kultur in einem Plattenneubau – das hatte ich noch nicht erlebt.

Die Frau betrat nun das Zimmer und schon an ihrem Gang erkannte ich eine Lähmung der Fußheber links. Nach kurzer Untersuchung klärte ich sie auf: Bandscheibenvorfall mit Nerveinklemmung. Das war für mich ein neurochirurgischer Notfall. Sie müsse dringend ins Krankenhaus, sagte ich und bot ihr an, sie mit unserem Krankenwagen gleich mitzunehmen. Aus meiner Klinikzeit wusste ich: Wer vor Mitternacht kommt, ist besser dran. Sie stimmte meinem Vorschlag zu. Wir fuhren los. Sie hinten im Krankenwagen liegend, ich sitzend neben ihr. Wie immer bei solchen Fahrten hielt ich den Arm der Kranken. Ihre Schmerzen ertrug sie auch ohne die übliche Spritze. Wir sahen uns an. Sie sagte, dass sie mich vom Namen her kennen würde. Ich hätte früher einmal jemanden aus ihrer Familie behandelt. Sie nannte Einzelheiten. Dunkel konnte ich mich an eine Frau mit einer Lungenentzündung erinnern. Mir waren deren Angehörige mehr im Gedächtnis als die Erkrankung selbst. Zurückhaltend schwieg ich. Plötzlich eröffnete sie mir, dass sie einen Ausreiseantrag laufen hätten. Ich bewunderte ihren Mut und wünschte alles Gute – wie gesagt, wir kannten uns praktisch nicht. Sie berichtete von einigen Schwierigkeiten, die sie nun auf Grund des Antrages im Haus und bei der Arbeit hätten. Es war das Übliche, eben das, was man schon so oft über derartige Fälle gehört hatte. Davor hatte man ja diese große Angst. Man war „denen" mit der ganzen Familie ausgeliefert, machtlos, rechtlos, ungeschützt. Dann erzählte ich ihr etwas, das ich gerade kurz vorher erlebt hatte: Bei einem Patienten in meiner Abteilung hatte ich einen Lungenrundherd abzuklären. Im entsprechenden Biopsiematerial diagnostizierte der Pathologe unter dem Mikroskop ein Krebsleiden. Zwei Tage später erhielt der Patient die Nachricht, dass er, der auch einen Ausreiseantrag gestellt hatte, binnen vierundzwanzig Stunden die DDR zu verlassen habe.

Jemand aus dem Krankenhaus musste also den histologischen Befund sofort an die Stasi gemeldet haben. Das konnte von der Sekretärin bis zum Chefarzt jeder von uns gewesen sein. Die Frau schmunzelte in sich hinein. Menschen, die einen Ausreiseantrag gestellt hatten, sammelten unentwegt Punkte. Deren Hoffnung war begleitet von Zweifel, denn sie gingen enorme Risiken ein. Überdies gab es keinerlei Sicherheit, dass sie überhaupt jemals die DDR würden verlassen dürfen. Und wehe dem, der einen einmal gestellten Antrag zurückzog: Unglaubwürdig war der – sein Leben lang und das nach beiden Seiten. Ich empfahl der Patientin nun, sie möge doch versuchen, die von mir schon avisierte Operation möglichst um ein, zwei Tage zu verschieben. In der Zwischenzeit könnte sie dann den Schwestern und Mitpatienten ihre Lähmung demonstrativ vorführen. Ihr Mann müsste gleichzeitig im ganzen Haus und im Betrieb klagen, dass seine Frau von nun an querschnittsgelähmt sei. Vielleicht würden auch sie dann ganz schnell in den Westen abgeschoben werden. In der Rettungsstelle des Krankenhauses angekommen, übergab ich sie dem diensthabenden Kollegen und verabschiedete mich. Noch in derselben Nacht wurde sie operiert. Als ich sie auf ihrer Station besuchen wollte, war sie schon wieder entlassen. Wir sind uns nie mehr begegnet. Und in meiner Stasi-Akte fand ich später hierzu keine Eintragungen.

Der Schock

Zehn Jahre lang war ich bei der Dringlichen Medizinischen Hilfe als Notarzt zu allen möglichen Unglücken in unserer Stadt und deren näherer Umgebung gefahren. Fast neunzig Prozent der vielen Einsätze erwiesen sich als Bagatellen, wenn man ihnen jeweils die Panik genommen hatte. Von den Restlichen war etwa die Hälfte bereits tot, als wir ankamen.

Und dennoch, oder gerade deswegen: Bei jedem Alarm, bei jeder Fahrt trieben wir uns regelmäßig zu allerhöchster Spannung. Der ganze Körper vibrierte regelmäßig, Herzrasen, ein Zittern der Hände und immer dieses Stocken oder Überschlagen der Stimme. Irgendwann wollte ich nicht mehr. Irgendwann konnte ich nicht mehr. Mir fehlte einfach die Kraft, immer wieder neu rational und scheinbar ungerührt aufzutreten. Die Jahre danach leistete ich meinen Pflichtanteil im Notdienst der Rettungsstelle ab.

Heute ist die Rettungsstelle im Klinikum eine eigene Abteilung. Damals aber wurden die Ärzte noch nach Plan eingeteilt und jeweils kurzfristig von ihrer Arbeit weggerufen. Wieder einmal hatte ich so einen Tagdienst zu absolvieren. Ich wurde ausgerüstet mit diesem Pieper, an den sich niemand so richtig gewöhnen wollte. Und wie immer kam auch diesmal genau im ungünstigsten Moment Alarm aus der Kitteltasche. Ich flitzte zur Rettungsstelle hinunter. Ich wollte unbedingt noch ein paar Worte mit dem Notarzt wechseln. Ich war neugierig, ja, natürlich, auch das, vor allem aber wollte ich den Patienten möglichst persönlich vom Notarzt übernehmen. Das bringt, wie ich aus erster Hand wusste, viel mehr an Wissenswertem, viel, viel mehr als jedes noch so gut geschriebene Protokoll. Auch entlastet es den Notarzt. Für ihn ist es gut. Für ihn ist es wie ein Entern, oder – nach damaliger Lesart: wie das Abstempeln eines Vorgangs im Sekretariat.

Ich begrüßte ihn also, den jungen Anästhesisten in Fachausbildung. Wir kannten uns ganz gut. Als erstes hätte ich ihn am liebsten gebremst, denn er redete viel zu schnell und noch dazu abgehackt. Dazu war er so aufgeregt, dass er mich gar nicht so recht fixieren konnte. Wir besprachen den Hergang: Eine alte Dame hatte plötzlich einen sehr heftigen Kopfschmerz verspürt. Sie konnte gerade noch ihre Tochter um Hilfe anrufen, dann brach sie zusammen. Die Tochter hatte den Notdienst über die 110 gerufen und als Lehrerin einfach ihre Schulklasse verlassen. Sie traf gleichzeitig mit dem Notarzt bei ihrer Mutter ein. Diese lag in der Küche neben dem Stuhl, war vollkommen bewusstlos, atmete nicht mehr und Gesicht und Hände waren in einem erschreckenden Tiefblau. In Sekundenschnelle intubierte der Notarzt, entfernte Erbrochenes aus ihrer Luftröhre und beatmete sie. Nach kaum einer Minute war sie wieder rosig und holte auch selbstständig Luft. Sie blieb weiter bewusstlos mit starren Pupillen, einer kompletten Lähmung von Gesicht, Armen und Beinen und einem starren Schaukrampf der Augen nach links. Puls und Blutdruck waren sehr hoch. Der Notarzt diagnostizierte einen schweren Schlaganfall, am ehesten durch eine Blutung im Gehirn. Er hatte eine Infusion angelegt, einen Blutdrucksenker gespritzt und sie dann hergebracht. „Sie haben der Frau das Leben gerettet", sagte ich zusammenfassend, eine kleine Pause beendend. Er wusste, dass es stimmte. Ja, er hatte der Frau das Leben gerettet. Sein Atem ging schwer, seine Halsschlagadern pochten fast hörbar, er färbte sich wechselnd hellrot und blass. Er war außer sich. Dazu kam noch, dass die Tochter der Frau das alles mit angesehen hatte und ich nun obendrein noch meine Stimme dazu erhoben hatte. Was erregt mehr als ein Leben zu retten! Er tat bescheiden: „Sie hat eine Hirnblutung und ist moribund. Sie wird es nicht überleben." Das war zu viel. Ich musste ihn ablösen. Er musste hier weg. Ich wusste, dass es keine Steigerung mehr geben würde. Solche Gefühlswallungen versteht nur, wer sie ähnlich erlebt hatte. Geburt,

Tod oder Reanimation: Wer das Leben achtet, findet keine Ruhe mehr. Und vieles von den Eindrücken bleibt sowieso in ihm, lebenslänglich. Ich stimmte seiner Diagnose pro forma zu und reichte ihm die Hand: „Wir werden sehen, vordergründig ist ohnehin die Pflege." Damit verabschiedete ich ihn. Draußen wurde er ruhiger, zwangsläufig. Er ging. Ich sah ihm nach. Er richtete sich auf, wurde etwas größer und ein helleres Strahlen erschien irgendwie um ihn herum. Die ungeheure innere Unruhe des Notarztes und auch die der Tochter der Patientin, die bei allem zugegen war, begannen natürlich auf mich überzugreifen. Kaum aber hatte die Tochter das Wort Pflege gehört, wandte sie sich energisch an mich. Sie hätte gern ein Einzelzimmer für ihre Mutter bekommen. Die gesamte Familie würde sie betreuen. Rund um die Uhr.

Zu dieser Zeit gab es weder die Möglichkeit einer CT-Untersuchung des Kopfes noch eine Stroke Unit als spezialisierte Station zur Versorgung von Schlaganfallpatienten. Diese wurden damals im Wesentlichen unter Beachtung des Wasser- und Elektrolythaushaltes, des Herz-Kreislaufsystems, der Atmung und des Stoffwechsels stabil gehalten. Im Grunde genommen war das eine sehr gute Pflege. Ich konnte der Tochter also gar keine bessere Alternative anbieten. Zufällig hatte ich auf meiner Station gerade ein komplettes Zimmer frei. In diesem konnte die Frau von ihrer Familie betreut werden. Also bot ich der Tochter die Aufnahme ihrer Mutter bei uns auf der eigentlichen Lungenstation an. Sie war hocherfreut. In der Zwischenzeit hatten die Schwestern der Rettungsstelle schon ein EKG geschrieben und die routinemäßigen Blutuntersuchungen veranlasst. Die Einfuhr per Infusion lief. Ein Blasenkatheter für die Ausfuhr war gelegt, der Tubus längst gezogen worden. Die Atmung lief spontan. Sämtliche Vitalfunktionen waren stabil. Zwei Schwestern unserer Station kamen bald mit einem Bett. Alle packten mit an. Die Kranke wurde hinübergehoben und schon ging es los Richtung Station.

Unterwegs machte sich die Tochter mit den Schwestern bekannt, erklärte ihnen den Wunsch nach möglichst viel familiärer Pflege, bat sie innig um Unterstützung. Dieses Verlangen wurde freudig registriert. Solch ein Angebot an Fürsorge aus der Familie heraus fand man auch damals schon nicht mehr oft. Als selbstverständlich galt das praktisch nur noch auf dem Lande. Wir kamen mit dem Bett auf der Station an. Einige Handgriffe nur – schon hatten die Schwestern das Krankenzimmer zu einer Art Sterbezimmer umgestaltet. Die Tochter saß dann auch bald neben ihrer Mutter am Bett und hielt deren Hand. Alles war ruhig. Die Mutter schnarchte in regelmäßigen Atemzügen. Ihr Gesicht war hochrot. Einzelne Muskelkontraktionen traten an den Unterarmen auf. Ich verabschiedete mich von der Tochter. Gerade wollte ich das Zimmer verlassen, als eine Schwester vehement die Tür aufriss, auf mich zustürzte und aufgeregt flüsterte: „Der Blutzucker!"

„Was ist damit?", fragte ich mit erhobener Stimme.

„Er ist 0,8."

„Um Gottes Willen, schnell Glukose!", rief ich laut und riss die Tür weiter auf. Schon rannte mir eine Schwester mit einer Glukosespritze entgegen. Im Nu war der Tropf abgekoppelt, die Spritze an der Nadel angeschlossen und schon drückte ich vierzigprozentige Zuckerlösung in die Vene der Patientin hinein.

„Sie hat einen Zuckerschock", informierte ich die Tochter, die uns mit ihren Blicken ganz unverständlich gefolgt war.

„Ach, ja, meine Mutter ist Diabetikerin. Sie nimmt Tabletten", reagierte diese – immer noch gelassen.

Ich erkundigte mich ziemlich empört: „Ist das denn nicht vom Notarzt aufgenommen worden?"

„Dazu war doch überhaupt keine Zeit. Er musste für die Atmung sorgen und alles ging auch viel zu schnell", nahm sie ihn in Schutz.

„Oh nein, dann haben wir aber Glück gehabt."

Ich hatte bei der Übernahme völlig versäumt, mir ein eigenes Bild zu machen. Ich hatte weder die Krankengeschichte erfragt noch die Patientin überhaupt körperlich untersucht. Irgendwie war mir alles aus den Händen geglitten. Ich war erschrocken, schockiert. Wie konnte das nur passieren?

In der Notfallmedizin existieren eigentlich nur ein paar Regeln. Wenn diese konsequent eingehalten werden, ist man im Allgemeinen schon auf der sicheren Seite. Hier hatten die Schwestern der Rettungsstelle meine Unterlassungen korrigiert. „Gott sei Dank!", machte ich noch einmal meiner Seele Luft. Mir ging es dabei sehr schlecht. Ich machte mir Vorwürfe, schämte mich in Grund und Boden und entschuldigte mich bei der Tochter. Die junge Frau wusste mit dieser Wendung gar nichts anzufangen. Sie sah mich fragend an, meinte, es sei doch alles gut. Irgendwie wollte sie mir beistehen. Noch während wir also emotional so völlig aneinander vorbeifühlten, atmete die Patientin neben uns einmal ganz tief durch. Danach beruhigte sich alles in ihr, sie schien nun unverkrampft, gelöst und ganz entspannt. Ganz leise bewegte sie nach und nach Finger für Finger, um sie danach vorsichtig und wie im Spiel, aber suchend noch, jeweils gegen den Daumen zu tippen. Das ging so vielleicht zwanzig Sekunden. Dann kam Bewegung in die Augenlider. Sie begannen zu vibrieren, ganz leicht und jeweils nur einzeln, an ganz kleinen Stellen örtlich begrenzt. Die Augäpfel, unter den Lidern bisher wie zwei Kugeln unabhängig voneinander herumkollernd, bewegten sich immer langsamer und schließlich auch paarig. Dann drehte sie den Kopf – ein wenig nur, wohl, um die Schultern zu lockern; und während sie noch einmal tief hörbar ein- und ausatmete, sah es so aus, als legte sie sich selbst ihre Arme, die Beine, ja, den ganzen Körper, in eine für sie lockere und angenehme Position, etwa so in einer Art Bequemlichkeitsdrehung ungeborener Kinder im Mutterleib. Danach war absolute Stille im Raum. Die Tochter saß mit halboffenem Mund starr da, rührte sich nicht, atmete kaum; ich hielt den Puls: Er hatte sich beruhigt, ging nicht mehr so schnell und so hart. „Sie schläft jetzt", flüsterte ich. Ich wusste doch Bescheid. „Ihre Mutter war unterzuckert und ist dadurch in diesen schweren Schock geraten. Nach der Glukosespritze schläft sie jetzt." Das schien sie zu erreichen. Sie nahm nun wieder die Hand ihrer Mutter, sammelte sich innerlich, wurde wieder aufmerksam. Wir sahen uns beide bewusst nicht an, ich musste aber unbedingt bleiben. Noch ein, zwei Minuten, dann atmete die Mutter erneut ganz tief durch. Und dann war es so weit: Ganz unvermittelt schlug sie plötzlich die Augen auf, sah sich um, erblickte ihre Tochter und sagte ganz klar und warmherzig: „Schön, dass Du gekommen bist." Jetzt aber brach alles aus der Tochter heraus. Sie zitterte, fiel etwas in sich zusammen, dann nach vorn über, dann senkte sie leise weinend ihren Kopf an die Brust der Mutter. Sie schluchzte wie ein kleines Kind. „Mama", flüsterte sie immer wieder dabei. Es war herzzerreißend. Die Mutter strich ihr übers Haar, tröstete sie mit Worten, die ich kaum verstand. Tief berührt von dieser Begegnung und noch schwer getroffen von der gesamten Situation verließ ich die beiden und ging ins Stationszimmer. Die Schwestern waren still. Sie spürten meine Erregung, mein innerliches Entsetzen, meine Empörung. Jemand versuchte: „Wie gut, dass alles so gelaufen ist."

„Wieso?", wollte ich wissen.

„Na stellen Sie sich doch einmal vor, der Blutzucker wäre überhaupt nicht bestimmt worden."

„Da haben Sie recht", erwiderte ich.

Ich bestellte ein Frühstück für die beiden Frauen in ihrem Zimmer, um einer erneuten Unterzuckerung vorzubeugen. Anschließend setzte ich mich und begann einen kurzen Bericht zu schreiben. Das ist zwar immer lästig, aber man betrachtet das Erlebte noch einmal von allen Seiten und ist hinterher selbst erstaunt, wie sich aus einer neuen Perspektive des Durchdenkens manches dann doch auch ganz anders darstellt. Ich begab mich wieder zu der Kranken. Sie saß schon auf dem Bettrand und aß schmunzelnd ein Stück Kuchen. Sie wusste bereits, was passiert war. Ihre Tochter sah mich lächelnd an. Auch sie hatte nun die Hintergründe verstanden. Ich bat erneut um Entschuldigung. Sie sahen keine Schuld.

Die Lungenentzündung

Zum zweiten Mal war mir eine Westreise genehmigt worden. Nun gehörte auch ich zu den Reisekadern. Anlass war die silberne Hochzeit meiner Schwester in Krefeld. Meine Freude war riesig. Allen musste ich das mitteilen, natürlich auch meinen Patienten auf der Station. Ich verabschiedete mich von ihnen und prophezeite, wen ich wohl nach den vierzehn Tagen hier noch vorfinden würde. Eine kluge und geschickte Assistenzärztin würde mich vertreten. Während meiner letzten Visite legten wir die Behandlungsstrategie für jeden einzelnen Patienten fest. Alle waren informiert, wünschten mir eine gute Reise und einige flachsten, ob ich denn auch je wieder zurückkommen würde.

Einzig ein fünfunddreißigjähriger Mann mit doppelseitiger Lungenentzündung blickte mich sehr ängstlich an. Er fühlte sich verlassen. Ich schlug ihm die Verlegung in die Berliner Charité vor. Er lehnte ab. Er vertraute der Ärztin und natürlich besonders auch der guten Stimmung im Hause. Das Klima auf der Station war zu der Zeit wirklich wunderbar. Alle – absolut alle – arbeiteten wir mit tiefster innerer Bereitschaft. Das erfüllte unser ganzes Team und natürlich besonders auch die Patienten. Im Beisein der jungen Ärztin und der Stationsschwester erklärte ich dem Mann die Befunde auf den Röntgenbildern. Als mögliche Ursache für seine Erkrankung fand sich ein leichtes Defizit in den Immuneiweißen, die man notfalls auch ersetzen könnte. AIDS sei es nicht. Mit einer anständigen Therapie gegen Bakterien und Pilze wäre alles leicht zu beheben. Die Behandlung lief ja auch schon über zwei Tage. Ich versicherte ihm, er sei nach meiner Rückkehr nicht mehr da. Wir verabschiedeten uns.

Nach wie vor hatte er Zweifel, das berührte mich emotional. Es war mir also nicht gelungen, seine Bedenken zu zerstreuen. Ewig Zweifelnde. Man begegnet ihnen immer wieder mal. So beruhigte ich mich. Am Nachmittag besuchte ich ihn erneut in seinem Zimmer. Tief in seinen Kissen vergraben lag er in seinem Bett. Auf der Stirn kalter Schweiß, angstvoll sah er mich aus großen, dunklen Augen an. Ich prüfte noch einmal alles durch. Der Kreislauf war stabil, der Befund mit dem Stethoskop unverändert. Die Infusionen liefen. Geduld war jetzt angesagt. „Patientsein heißt leiden, heißt Geduld haben", erklärte ich bagatellisierend. Es kam nicht so recht an. Ich setzte mich zu ihm auf sein Bett und fragte nach Familie, Beruf, Haus und Hof. Das Gespräch wurde intensiver, ging sehr tief. Er war zwar schüchtern und traurig, antwortete aber offen – wenn auch betont leise. Irgendetwas ganz Wichtiges jedoch verbarg er vor mir. Das spürte ich, das teilte ich auch der Ärztin mit. Intuitiv setzte ich ein Achtungszeichen.

Zwei Wochen konnte ich die „andere Welt" besuchen. Als erstes erhielt ich den mir sehr wertvollen grünen Bundesbürgerausweis. Dann bekam ich etwas Geld von meinem Bruder und ab ging es, den Rhein hinunter nach Frankreich – anschließend dann über die Schweiz in die Toskana. Zum Schluss feierten wir in Krefeld das große Fest bei meiner Schwester. Alles war sehr schön. Ich fühlte mich sehr, sehr glücklich. Meinem Bruder aus Bonn sei heute noch Dank, ihm, der mir das alles so ermöglicht hatte.

Vollgestopft mit den besten Eindrücken und einem anhaltenden Hochgefühl ging ich sofort nach meiner Rückkehr zu besagtem Kranken: Ein schreckliches Bild bot sich mir. Der Mann war kaum wiederzuerkennen. In seinem Gesicht stand die blanke Todesangst, er weinte bitterlich, schluchzte wie ein kleines Kind. Acht Kilogramm hatte er abgenommen, war ausgemergelt, ausgetrocknet, faltig, ohne jeden Appetit, und er fieberte immer noch. Seine Röntgenbilder zeigten eine Zunahme der beiderseitigen Pneumonie an. Die Laborwerte waren schlecht. Die Behandlung über die vierzehn Tage war fachgerecht gelaufen, Eiweiße zur Verbesserung seiner Abwehrlage hatte er per Infusionen bekommen. Die Assistenzärztin sah mich mit großen Augen an. Froh war sie, die Verantwortung wieder abgeben zu können. Ich untersuchte den Mann kurz. Absolut Neues gab es nicht. Wir verabredeten uns: Gleich nach der Visite würde ich wieder bei ihm erscheinen. Die Schwestern erzählten, dass er seit mehreren Tagen immer mehr in sich versunken sei, neuerdings Selbstgespräche führe, dass er viel weinte und seit ein paar Tagen seine Besucher schon nach wenigen Minuten wieder wegschickte.

Ganz allein ging ich zu ihm. Ich klemmte die Infusionen ab, bat ihn, sich anzuziehen und mir in mein Dienstzimmer zu folgen. Mühsam holte er aus seinem Koffer Hemd und Hose heraus. Sie schlotterten regelrecht an ihm herum. Ein erbarmungswürdiger Anblick. Sein Zustand war wirklich sehr schlecht. In meinem Arztzimmer erkundigte ich mich zunächst nach seinem Befinden der letzten Tage. Dann kam ich auf seine Zukunftsgedanken zu sprechen. Er glaubte nicht mehr daran, dass er jemals noch nach Hause kommen würde. Wieder begann er zu weinen. Ich betrachtete den Mann von oben bis unten: Ein jämmerliches Bild, wirklich. Katastrophal hatte sich sein Zustand verschlechtert. Und dann immer wieder dieses Weinen. Junge Männer mit einer Lungenentzündung kämpfen, die weinen nicht. Ich fragte ihn, ob er mir etwas zu sagen habe. Er verneinte. Es war einfach ein furchtbarer Anblick. Je mehr ich ihn mir ansah, desto stärker beeindruckte mich der Verfall, dieser Marasmus – ein Wrack von einem Menschen. Doch irgendetwas sträubte sich in mir. Ich konnte den Mann plötzlich nicht mehr ertragen. Ich konnte nicht mehr näher auf ihn eingehen. Diesen brüsken Stimmungsumbruch wollte ich mir einfach nicht antun, ihn nicht zulassen. Ich wollte und konnte den Mann weder trösten noch ihm etwas Realistisches versprechen. Das passte einfach nicht in meine Stimmungslage. Eine Kluft tat sich zwischen uns auf. Was sollte ich ihm sagen? Eigentlich wollte ich gar nichts sagen. Ich hatte keine Idee. Ich war unmotiviert und deshalb ratlos. Am liebsten wäre ich abgetaucht, einfach verschwunden. Es entstand eine längere Pause. Wir schwiegen uns an.

Vor mir auf dem Tisch lag sein Krankenblatt. Es war ungewöhnlich dick und deutlich abgegriffen. Ein Zeichen für die Hilflosigkeit der Ärzte. Ich nahm es in die Hand und wog es hin und her. Irgendwie stach plötzlich seine Telefonnummer hervor. Fast automatisch griff ich zum Hörer und rief bei ihm zu Hause an. Seine Frau meldete sich. Zufällig hatte sie ihren Haushaltstag. Sofort äußerte sie ihre Ängste und Sorgen. Offen sprach sie am Telefon das aus, was bisher nur in der Luft gelegen hatte: Er sei doch völlig verfallen. Das ginge nun schon fast drei Wochen so. Weder sie, noch er – niemand glaube mehr daran, dass er das Krankenhaus noch lebend verlassen würde. Etwas schärfer im Ton richtete sie eine Bitte an mich: Ich sollte mir einfach mal ihren Mann ganz genau ansehen. Einsilbig antwortete ich. In solch einer Situation positiv zu argumentieren ist immer schwer für einen Arzt. Hier war es mir unmöglich. Aus ihrer Sicht konnte ich all das nachempfinden. Ihre wenigen Hoffnungen, die sie noch hatte, setzte sie jetzt auf mich. Doch je länger sie sprach, umso energischer und eindringlicher wurde ihr Ausdruck. Das anfängliche Bitten wechselte immer mehr zum Fordern. Ich musste mich anstrengen, moderat zu bleiben. Sie steigerte sich immer weiter hinein, wurde fast schon unsachlich. „Tun Sie ja alles, damit mein Mann überlebt! Ich sage Ihnen, da stimmt doch was nicht. So geht das nicht weiter!" Solche und ähnliche Sätze kamen böse durchs Telefon. Dann plötzlich: „Keiner macht was!" Das war zu viel. Ganz spontan und ohne Umschweife fragte ich sie, ob sie wohl ihren Mann für ein paar Stunden nach Hause holen würde, einfach nur, um ihm selbst und allen anderen auch zu zeigen, dass er noch da sei und wieder gesund werden würde. Sie war perplex. Mindestens zehn Sekunden Schweigen am anderen Ende der Leitung. Auch ihr Mann, der das Gespräch mitgehört hatte, dachte wohl im ersten Moment, ich würde mich über ihn lustig machen. Schließlich willigten die beiden ein – skeptisch zwar, aber nicht argwöhnisch. Zum Entsetzen der Schwestern, die den schwerkranken Mann erst einmal richtig „reisefähig" machen mussten, ging dieser anschließend für einige Stunden in den Urlaub. Am späten Nachmittag brachte sie ihn wieder. Er fühlte sich schwach, sprach aber fester. Sehr gern würde er auch über Nacht zu Hause bleiben. Jetzt überkamen mich Zweifel. Das Risiko war in keiner Weise überschaubar. Ich untersuchte ihn nochmals ausführlich – eigentlich mehr, um Zeit zu gewinnen, um nachdenken zu können. Dennoch stimmte ich zu. Für alle Fälle bekam er meine private Telefonnummer mit. Abends rief ich an. Er fühlte sich ganz wohl. Wir wünschten uns eine gut Nacht. Am nächsten Tag gegen neun Uhr standen beide auf dem Flur unserer Station. Der Mann hatte sich weiter erholt, war stabiler und vor allem endlich einmal fieberfrei. Kleinere Portionen Essen schmeckten ihm bereits. Ich setzte sämtliche Medikation ab, verlängerte den Urlaub und schrieb seine Frau zur Pflege krank. In der folgenden Zeit erschien der Patient täglich auf der Station. Zusehends besserte sich sein Zustand und so „erholten" sich auch die Laborwerte. In den Röntgenbildern verkleinerten sich die Herdbefunde kontinuierlich. Bald folgte die Entlassung. Später trafen wir uns mehrfach in der Stadt. Nicht ein einziges Mal hat er über seine Gefühle vor oder während der kritischen Zeit gesprochen. Ich war immer der Meinung, dass er uns etwas besonders Wichtiges konsequent verschwiegen hatte. Mir jedenfalls waren die Zusammenhänge insgesamt einfach zu verworren, um eine plausible Erklärung für dieses schwere Elend zu finden. Damals dachte man am ehesten an eine Auseinandersetzung mit der Stasi.

Zehn Jahre nach der Wende suchte er mich wegen einer anderen Erkrankung auf. Der Mann war vollkommen verändert: Geschäftsführer von zwei Betrieben, sportlicher Habitus, dunkler Nadelstreifen, weißes Hemd, passender Schlips, Hochglanzschuhe. Er trug sogar einen Siegelring am Finger. Mir war das alles einfach zu aufgesetzt.

„Sie sind ja ein richtiger Wessi geworden", provozierte ich lächelnd schon bei der Begrüßung. Ohne seinen markanten Namen hätte ich ihn so auf Anhieb vielleicht gar nicht wiedererkannt.

„Ach, wissen Sie was, ich teile die Deutschen nicht nach Himmelsrichtungen ein", erwiderte er gekonnt.

Ich musste an mich halten. „Kleider machen wieder Leute", sagte ich. „Früher waren wir alle gleich."

Ich untersuchte ihn, er wurde geröntgt, die Lungenfunktion getestet und Blutuntersuchungen veranlasst. Ich behandelte ihn nach den Erfordernissen – so weit war alles gut. Je länger er mir aber gegenüber saß, umso beharrlicher stichelte die Neugier in mir. Ich bat ihn zum Ultraschall. Er machte den Oberkörper frei und legte sich auf die Liege. Mehr symbolisch fuhr ich mit dem Schallkopf in regelmäßigen Linien über seinen Bauch und begann dabei ein Gespräch wie beim Friseur. Zunächst lobte ich seine berufliche Entwicklung. Stolz sprach er von den Schwierigkeiten, die er überwunden hatte. Dann fragte ich nach seiner Frau: Er war inzwischen geschieden und neu liiert. Er wohnte auch nicht mehr in dem gemeinsam erbauten Eigenheim. Politisch sei er nicht aktiv.

„Denken Sie noch oft an die schwere Erkrankung von vor Jahren?"

Er hatte anscheinend die Frage nicht verstanden.

Ich spitzte zu: „Was war denn das damals eigentlich, als sie bei mir auf der Station lagen?"

„Was meinen sie damit?", fragte er zurück.

„Sie waren doch zu DDR-Zeiten mit der doppelseitigen Lungenentzündung so schwer krank." Ich bohrte vorsichtig. Er antwortete nicht.

„Können sie sich gar nicht mehr erinnern?"

„Ja, dunkel", sagte er. Jetzt stoppte ich die Untersuchung, stand auf, fixierte ihn mit ganz klarem Blick und begann: „Sie sind doch ein paar Jahre vor der Wende mit einer doppelseitigen Lungenentzündung von mir nach Hause entlassen worden und dann ohne Medikamente wieder gesund geworden. Ich würde gerne wissen: Was war seinerzeit die Ursache ihres Zusammenbruchs?"

Er stand auf, wischte das Gel vom Bauch und zog sich umständlich an. In den zwei Minuten, in denen er seinen Schlips neu band, arbeitete sein Gehirn hochkonzentriert. Als er wieder ganz Gentleman war, richtete er sich hoch auf, lächelte etwas gezwungen und sagte elegant von oben herab: „Ich kann mich beim besten Willen gar nicht mehr so recht erinnern."

Etwas betrübt wechselte ich das Thema, sprach über eine notwendige Nachkontrolle. Wir verabschiedeten uns per Handschlag. Ich sah ihm in die Augen. Hoffentlich würde ihn seine Vergangenheit nicht irgendwann einmal einholen. Das dachte ich nur, wohl wissend, dass der Mann nie wieder zu mir kommen würde.

Die Narkose

Eine ältere Hausärztin aus einem der Nachbarorte stellte mir eine Lungenkrebskranke im Endstadium vor. Sie wünschte eine Bestrahlung des Tumors, um den zunehmenden Bluthusten der Patientin zu stillen. Im Aufnahmegespräch antwortete die Frau ausschweifend. Immer wieder erzählte sie über sich selbst. Schließlich bekannte sie: Sie sei nun fast fünfundsiebzig Jahre alt und habe mindestens fünf Jahrzehnte stark geraucht. Man wusste doch, dass das nicht gut war. Von dem großen Lungentumor wüsste sie, und dass er ihr Ende sein würde ebenso. Das akzeptiere sie. Aber mit dem Blut beim Husten, damit könne sie nicht umgehen: „Ich mache den Mund auf und es kommt Blut heraus. Das ist so furchtbar, das können Sie sich gar nicht vorstellen. Bitte, bitte, sorgen Sie dafür, dass ich bestrahlt werde! Ich kann das einfach nicht ertragen." Eindringlich, fast demütig flehte sie mich an.

Ich untersuchte die Frau und sah mir alle Unterlagen an. Oben, gleich links neben der großen Schlagader fiel auf dem Röntgenbild der besagte Rundherd auf. Er war gar nicht so groß, etwas unregelmäßig begrenzt: Man konnte ihn gut bestrahlen. Außerdem hatte die Kranke einen sehr hohen Blutdruck, ein schlechtes EKG und Nierenfunktionsstörungen – ebenso alles Folgen des jahrzehntelangen Tabakmissbrauchs. Die Frau war erheblich vorgeschädigt. Ich ging zum Radiologen, denn er war zu jener Zeit für die Bestrahlungen zuständig. Nachdem er alle Befunde durchgesehen hatte, verlangte er eine Bronchoskopie mit Gewebsentnahme, um die Diagnose histologisch sichern zu lassen. Das hieß: Untersuchung in Vollnarkose. Eine Narkose bei dem hohen Risiko! Ich versuchte ihn umzustimmen, bat ihn, er möge doch die Strahlentherapie auch ohne den feingeweblichen Nachweis durchführen. Er lehnte ab. Ich bat noch einmal, beinahe schon persönlich. Er wehrte ab. „Die Diagnose muss stimmen. Das ist die Voraussetzung. Davon gehe ich nicht ab!" Fast schon bissig meinte er, ich solle es doch in Berlin versuchen. Dort würde ich ebenso einen Korb bekommen. Resigniert zog ich wieder ab.

Am nächsten Morgen war ich extra früher zum Dienst erschienen. Als der Radiologe zur Arbeit kam, stand ich schon vor seiner Tür.

„Kommen Sie herein", lud er mich höflich ein. Wir begrüßten uns in sehr nettem Ton. Dann sah er sich noch einmal die Röntgenbilder an. Ich sagte ihm, die Frau sei zusätzlich sehr schwer herzkrank. Ich erzählte auch etwas Persönliches von ihr.

„Die Narkose ist ein sehr großes Risiko." Ich bettelte nahezu.

Er zog sich seinen Kittel an und sagte: „Nein. Wer sagt mir, dass das wirklich ein Krebsleiden ist?"

„Ich!", platzte es aus mir heraus.

„Das können Sie doch gar nicht. Dieser Herd hier", er umkreiste ihn mit dem Schlüssel der Tür, „das kann doch genauso gut auch eine Tuberkulose sein. Was meinen Sie, wie stark die Frau blutet, wenn ich ihr darauf Strahlen gebe?!" Schon etwas gereizt folgte: „Erst die Histo, dann die Bestrahlung." Ich wollte etwas erwidern. Energisch nahm er mir das Wort: „Ohne Histologie keine Bestrahlung. Das ist mein letztes Wort."

Er ging. Er ließ mich einfach in seinem Dienstzimmer zurück. Im Grunde genommen hatte er ja recht. Ich suchte den Kardiologen auf. Er war mein Freund. Ihm erzählte ich alles.

„Du bist verrückt", war seine Reaktion. „Das lassen wir schön bleiben."

Damals fehlten überall Anästhesisten. Ich hatte die Berechtigung erworben, bei unkomplizierten Fällen die Narkosen selbst durchzuführen. Hier hätte ich nun das Risiko einfach nur bagatellisieren können. Ich hätte eine Bronchoskopie mehr im Programm gehabt. Niemand, dem das aufgefallen wäre. Das gab es alles schon bei mir, denn die Routine hat auch ihre Vorteile. Manchmal ist man mutiger, manchmal eben nicht! Ich ging zu der Frau und berichtete ihr. Sie brach in Tränen aus. Ja, sie würde bald sterben. Ja, das wüsste sie. „Aber Sie können mich doch nicht einfach so verbluten lassen!"

Ich erklärte ihr die konservativ-medikamentösen Möglichkeiten der Behandlung von Bluthusten und versprach ihr, mich ihrer anzunehmen.

„Nein", widersprach sie, „ich will bestrahlt werden!"

Für den Nachmittag hatte ich mir den Sohn der Patientin bestellt. Zu dritt gingen wir in mein Arztzimmer. Wir hatten uns noch gar nicht richtig hingesetzt, da nahm die Frau das Wort: Mit Anfang zwanzig sei sie plötzlich verliebt gewesen, maßlos und unbändig. Sie habe alles stehen und liegen lassen und sei dem Mann überallhin gefolgt. Ihr ganzes Leben habe sie umgestellt – innerhalb von Minuten.

„Natürlich wurde viel geraucht und getrunken", sagte sie. „Der Tag hat vierundzwanzig Stunden. Wir nehmen auch noch die Nacht. Das war unser Leitspruch. Ich glaube, wir haben uns damals gegenseitig aufgeheizt. Wir waren verrückt." Nach ein paar Monaten hätten die Nazis den Mann abgeholt. Er war Kommunist, und die seien ja die Ersten gewesen. Über Freunde hatte sie von seinem Tod erfahren. Dieser Mann habe aus ihr eine Frau gemacht. Ihr Leben lang habe sie sich diesen Zauber bewahrt, ihm zur Ehre, sich selbst als Maxime. Sie redete und redete. Allmählich breitete sie ihr gesamtes Leben vor uns aus. Auch für den Sohn muss vieles davon neu gewesen sein. Eine interessante Stunde – in sehr warmer Atmosphäre. Irgendwann lenkte der Sohn das Gespräch auf das Sterben. Mit fast naiver Offenheit unterhielten sich die beiden über den Tod. Später, unter vier Augen, beschwor er mich, den Wunsch seiner Mutter zu erfüllen. Wieder ging ich zum Kardiologen. Freundschaftlich rempelte ich ihn an. Dann bat ich inständig: „Hilf mir." Er sah noch einmal auf das Röntgenbild: „Wenn ich genau hinsehe, hat die Frau auch schon eine Lungenstauung. Verleg sie mir für drei Tage auf meine Station." Nachdem sie medikamentös eingestellt war, saßen wir drei Ärzte, der Kardiologe, der Anästhesist und ich, vor ihren Unterlagen. „Je genauer Du hinsiehst, desto schlimmer wird es", fasste der Kardiologe zusammen. „Maximal zwei Minuten!", legte der Anästhesist fest.

Am nächsten Tag war sie die erste im Bronchoskopieraum. Der Anästhesist und seine Schwester hatten sich bereits mit ihren vielen Geräten und Apparaturen ausgebreitet. Sicherheit strahlten sie aus. Sie beruhigten. Die Kardiologen dagegen betreiben keinen so großen technischen Aufwand. Ihr Instrumentarium gehört ohnehin standardmäßig in eine endoskopische Einrichtung. Sie beide, der Arzt und die Funktionsschwester, überprüften lediglich die Einsatzbereitschaft der Technik. An diesem Tag hatten sie in einem größeren Koffer zusätzliche Medikamente und einen externen Herzschrittmacher mitgebracht.

„Alles bereit", informierte ich. Wir sahen uns kurz in die Augen. Das war das Startzeichen. Die Anästhesieschwester gab die Injektion. „Sie schläft", verkündete der Anästhesist. Im selben Moment führte ich schon das Bronchoskop ein. Kaum hatte ich innen die Luftröhre passiert, sah ich unten Tumorgewebe aus dem linken Hauptbronchus hervorquellen. „Zange!", wie ein Befehl presste ich es hervor. Keine zehn Sekunden später hatte ich Tumormaterial in den Branchen der Zange, und da es nicht blutete, zog ich in einem Ritt mein gesamtes Instrumentarium mit dem gewonnenen Biopsiegewebe aus der Luftröhre heraus. Damit war der Eingriff beendet. Nicht einmal eine Minute hatte die kleine OP gedauert. Der Anästhesist beatmete wieder per Maske. Bald darauf machte die Frau die Augen auf und atmete spontan. Die Schwestern begannen mit dem Aufräumen. Und wir: ein erneuter Blickkontakt – perfekt. Beide Ärzte blieben wie üblich noch eine kleine Weile vor Ort. In Gedanken versunken sah der Kardiologe auf den EKG-Monitor und verfolgte den Herzrhythmus. Der Narkosearzt schrieb etwas. Die Schwestern räumten weiter, ich setzte mich an den Tisch am Fenster und erledigte das Schriftliche. Plötzlich rief die Anästhesieschwester ihren Arzt. Die Worte kamen stoßweise, abgehackt, wie in einem Stakkato. Ich zuckte zusammen, sprang auf. „Die Atmung wird schlechter", stellte ihr Arzt sehr eindringlich fest. Sonst nichts. Wir gaben Sauerstoff. Ihr Puls ging ein wenig schneller, der Blutdruck lag um einhundert. Ja, sie atmete anders, schwerer. Sie benötigte mehr Kraft zum Luftschöpfen. Gerade wollte ich das Kopfende des Bettes erhöhen – da, in dem Moment kam er, dieser eine, der letzte Atemzug – der, den man nie mehr vergisst… Mir war sofort klar: Hier kommen wir alle zu spät. Eine kurze Welle des Entsetzens packte mich. „Intubation!", forderte der Anästhesist. Das riss alle hoch, das war das Signal. Alles klappte hervorragend. Binnen Sekunden wurde sie mit Überdruck beatmet. Die Sauerstoffsättigung war nicht einmal abgefallen. Sie lag durchweg gut. Nur das Herz: Das Herz schlug schneller, bald schlug es unregelmäßig, streckenweise überschlug es sich. Die Frau schlief wieder, war ruhig. Wie maschinell hob und senkte sich der Brustkorb. Er folgte exakt dem Druck des Atembeutels. Wir sahen uns kurz an. „Los, zu mir!", befahl der Kardiologe. Alles rannte. Unterwegs musste sie weiter beatmet werden. Laufen und reanimieren, das beherrschten die Schwestern mindestens so gut wie die Ärzte. Im Nu war die Patientin mit ihrem Bett im Schockraum der Kardiologiestation. Obwohl Atmung und Kreislauf stabil waren, verfiel sie zunehmend. Ich konnte nichts mehr für sie tun, weil alles getan war. Mein Gefühl sagte mir viel mehr, als alle Instrumente zeigen konnten. Das, was wir jetzt erlebten, das war der Vorgang des Sterbens. Meine Schultern fielen herab und eine Welle tiefer, schwerer Trauer übermannte mich. Sie schüttelte mich. Zwei Assistenzärzte der Kardiologie übernahmen die Frau. Mich schickte mein Freund wieder in meinen Bereich. Ich gehorchte und kehrte zurück in den Bronchoskopieraum.

Auffällig leer kam mir der Raum vor. Alle Geräte und der Arbeitstisch der Anästhesie waren wieder abgeholt worden. Die Schwestern hatten sich zurückgezogen. Totenstill, der ganze Bereich. Hilflos und ganz allein stand ich mitten im Raum. Für ein, zwei Sekunden ließ ich ein Weinen zu. Dann setzte ich mich und schrieb. Zuerst den ganz normalen Bronchoskopiebericht, dann die Dokumentation über den Zwischenfall. Die Tür ging auf, meine Funktionsschwester kam wieder herein. Sie war blass, roch auffällig stark nach Zigarettenrauch. Langsam begann sie aufzuräumen und neu anzurichten. Es tat ihr gut und mir auch. Nach einer Weile schreckte uns das Telefon auf. Ich sollte in die Kardiologie hochkommen. Die Tür zur Station war zugeschnappt. Sie ging nicht automatisch auf. Das war immer so bei ernsten Reanimationen. Ich klingelte. Der Summer schepperte laut, schmerzhaft laut. Ich vernahm den schweren Schritt des Kardiologen. Sofort begriff ich. Sie hatte einen frischen Herzinfarkt bekommen und war im Herzkammerflimmern gestorben. Ich betrat den Schockraum. Sie lag auf dem Bett. Wie bei Verstorbenen üblich hatte man sie mit Tüchern abgedeckt. Mit der rechten Hand schlug ich das Laken zurück. Ich sah ihr Gesicht. Das Kinn war hochgebunden. Jemand hatte ihr die Augen zugedrückt. Der Brustkorb stand still. Die Rippen wölbten sich auffällig in mein Blickfeld. Ihre Hände ruhten gefaltet auf dem Bauch. Einige Sekunden starrte ich auf diesen Körper. Ich versuchte, die Identität der Toten mit jener der Frau von gestern zusammenzubringen. Es gelang mir nicht. Die Tragweite unserer Handlung wurde mir noch einmal bewusst. Die Patientin mit dem Lungenbluten war an unseren Bemühungen gestorben. Es gab sie nun nicht mehr. Tieftraurig verabschiedete ich mich mit einer für niemanden erkennbaren Verbeugung. Ich deckte sie wieder behutsam zu und ging zwei Schritte zurück.

Mein Freund kam. Er nahm mich mit in die Stationsküche. Kaffee trinkend sahen wir aus dem Fenster. Unten flanierten Passanten, fuhren Autos. Auf einem kleinen Traktor sitzend, mähte jemand den Rasen. Ganz weit hinten war ein Stück Wald zu sehen. „Komm!", stieß mich mein Freund an, „Wir machen weiter." Ich bedankte mich bei ihm – wohl wissend um die gut gemeinte Floskel. Ich reichte ihm die Hand. „Komm!", wiederholte er, „Vergiss nicht, Du hast eine Krebsstation." Ich telefonierte mit den Angehörigen und der Hausärztin. Alle bedankten sich auf eine Art, als wollten sie mich beruhigen oder gar entlasten. Noch einmal rief ich die Ärztin an. „Niemals", philosophierte sie, „dürfen wir Ärzte Schicksal spielen wollen. Wir sind eben einfach immer wieder sehr nahe dran."

Das Kind

Noch lag der Mann neben ihr und sie fühlte sich schon schwanger. „Jetzt beginnt mein Leben!", das dachte sie, das wusste sie. Sie hatte es so festgelegt. Als Erstes verabschiedete sie den Mann: vehement, für immer und unwiderruflich. Nun brauchte sie nur noch zu schweigen. Gut drei Monate später rief der Bezirksarzt bei uns an. Eine schwangere Frau mit schwerer Lungenerkrankung würde er auf unsere Station einweisen. Sie lehne die erforderliche Unterbrechung konsequent ab. Wir sollten gemeinsam mit den Gynäkologen die Angelegenheit klären. Notfalls müsste die Hilfe der Justiz in Anspruch genommen werden – als letztes Mittel selbstverständlich. In der zugesandten Akte befand sich ein ärztliches Gutachten aus der Zeit kurz vor ihrem achtzehnten Lebensjahr: Größe: 1,50 Meter, Gewicht: 38 Kilogramm, insgesamt retardiert, noch kindlich im Gebaren, unselbstständig, verlangsamt im Denken, unterdurchschnittlich kritikfähig, labil, naivängstlich, schwer fixierbar. Intellektuell normal begabt, aber ungebildet, oberflächlich. Insgesamt nicht belastbar für den täglichen Arbeitsprozess. Invalidität auf Dauer – lebenslang.

„Ein Kind kommt zur Aufnahme", sagte ich zur Stationsschwester, „keine Lolita, nein, ein schwangerer Unschuldsengel – klein und zart." Ich erzählte von dem, was ich gerade gelesen hatte.

„Kein Risiko, bitte. Lieber eine Abtreibung als ein geschädigtes Kind!" Die Auffassung unserer Stationsschwester mit ihrem behinderten Kind kannten wir. Fast kriegerisch positionierte sie sich nun wieder einmal. „Im Zweifelsfalle immer für den Angeklagten" – mit diesen Worten hatte ich sie besänftigen können. Und noch etwas musste ich loswerden: „Auch ein Engel muss sagen dürfen: Mein Bauch gehört mir." Kopfschütteln nun bei ihr.

Folgender Plan wurde gefasst: Die Frau würde in zwei Tagen zur Aufnahme kommen. Sie käme in unser schönstes

Zimmer. Zwei junge Asthmatikerinnen, die zur Abklärung im Kalender standen, würden ihr unter die Arme greifen und sie führen und geleiten. Klein und blass und untergewichtig, dazu noch völlig außer Atem – so betrat die angekündigte Frau unsere Station. Mehr tot als lebendig. Schnell bot ihr die Stationsschwester einen Stuhl. Sitzend wirkte sie noch kleiner. Ihre dünnen weißen Ärmchen, blau geädert, hielt sie gekreuzt vor der Brust. So konnte sie ihren Husten besser unterdrücken. In der Tür stand immer noch der Krankenfahrer, der sie gebracht hatte. Ihr Gepäck stellte er neben sie. Den angebotenen Kaffee lehnte er dankend ab, er würde jetzt erst einmal eine Zigarette rauchen wollen. Per Rollstuhl wurde die Kranke zu ihrem Zimmer gefahren. Erst, nachdem sie eine Weile Sauerstoff geatmet hatte, beruhigte sie sich. Die beiden Mitpatientinnen gingen ihr zur Hand – zwei nette junge Frauen. Neugierig sah ich mehrmals nach ihr: Die im Gutachten Beschriebene war sie nicht mehr. Aber erst einmal die Untersuchung: Mit fünf Jahren harmloser Keuchhusten. Wenig später morgendlicher eitriger Auswurf. Im Weiteren immer wieder Lungenentzündung, ausschließlich rechts. Mehrfach Abszesse in der Lunge. Die empfohlenen Operationen waren stets abgelehnt worden – zuerst von den Eltern, später von ihr selbst. Alternative Antibiotikagaben über Monate hatte der Magen nicht zugelassen. Nun war sie schwanger. Mit glänzenden Augen nannte sie den Geburtstermin. Ein unwillkürliches Zucken in der Oberlippe rechts war mir dabei nicht entgangen. Weitere Auskünfte verweigerte sie: Ich sollte mit dem Frauenarzt reden. Subjektiv fühlte sie sich wohl. Ich glaubte ihr. Es ging ihr gut – in Ruhe.

Die Frau war sechsundzwanzig Jahre alt, 1,52 Meter groß und wog 45 Kilogramm. Dieser schnelle Atem mit dem schweren süßlich-fauligen Geruch, die welke Haut, alle Körperspitzen blaugefärbt, und dann dieses Abgemagerte – automatisch hielt selbst ich als ihr Arzt Distanz. Vierzehnte Schwangerschaftswoche – ich hatte mehr Bauch und Brust erwartet. Internisten sind aber immer die Letzten, wenn es darum geht, eine Schwangerschaft zu diagnostizieren. Entsetzen dann beim Durchsehen der vielen Röntgenbilder: Die gesamte rechte Lunge war völlig zerstört – seit Jahren schon! Narbenplatten, alte Verkalkungen, dicke fleischige Verwachsungen mit dem Rippenfell, dazwischen immer wieder auch frische Beherdungen und in der Mitte ein großer gekammerter, dickwandiger Abszess – sogar recht ausgedehnt, mehr als faustgroß. Dieser rechte Lungenflügel atmete schon seit Jahren nicht mehr. Dann aber zu unserem Erstaunen: Die linke Seite war komplett und gesund. „Andernfalls wäre die Frau längst tot", sagte einer meiner Kollegen. Dann ein tiefes Schweigen: Wir sahen den Tod – nicht als Skelett gemalt, wir sahen ihn im Röntgenbild. Ungeduldig schien er uns. Die Atemwerte passten zum Röntgenbefund: „Halbe Kraft voraus!", rief ich der Frau zu, als wären wir auf hoher See. Sie lächelte zu allem – ruhig, abwartend. Und trotzdem, immer wieder einmal passierte es: Plötzlich duckte sie sich, scharfer fixierender Blick, glänzende Augen, Starre in der Mimik, eine vibrierende Starre im ganzen Wesen, Blässe im Gesicht, und ihre kurzen dünnen Haare schienen sich zu sträuben. Wie eine lauernde Tigerin. Sekunden nur. Der Blutsauerstoffgehalt war normal. „Die Lunge hat eine einzige große Aufgabe: Sie soll den Sauerstoff aus der Luft ins Blut befördern. Bis jetzt macht sie das gut." Allerdings schon nicht mehr bei der geringsten Belastungsstufe am Ergometer. „Wie soll das nur für zwei Menschen reichen?" Wieder lächelte sie – jetzt aber versöhnlicher, so, als ob es sich um jemand ganz anderen handeln würde. Und die Laborwerte: Kaum noch etwas, was in Ordnung war. Blutarmut, Eisenmangel, Eiweißmangel, Elektrolytstörungen, toxischer Leberschaden, Nierenschwäche und noch weitere Defizite. Ich fasste zusammen: „Die rechte Lunge verbraucht mehr Energie als Ihr gesamter übriger Körper." Das hatte sie verstanden. Es arbeitete in ihr, hochkonzentriert, mehrere Sekunden lang. Plötzlich erwiderte sie – und zwar in meinem Stil: „Dann raus damit!" Eine Logik war das. Dazu hatte ich mich noch gar nicht durchgerungen. Die Gynäkologen untersuchten sie intensiv: Das Kind war klein, aber gesund. Es war eine normale Schwangerschaft. Dann kam ein Wort vom Professor, das alles kippte: „Noch!" Mit seiner ganzen Erfahrung prophezeite er ein Unglück. Ruhig, aber konsequent plädierte er für einen Abbruch. Ausgesprochen einfühlsam und logisch erklärte er das der Frau. Sie verstand ihn. Sie nickte nach jedem seiner Sätze. Einmal wollte sie Näheres wissen. Geduldig ging er darauf ein. Und dann war sie plötzlich wieder da, diese lauernde Tigerin. Unvermittelt fiel sie dem Mann ins Wort und sagte laut: „Nein!" Sie stand auf und verließ den Raum. Erhobenen Hauptes. „Da kommt noch eine Menge auf uns zu." Für den Chef der Frauenklinik gab es nur eines: die Unterbrechung – sie war längst überfällig. Wir gingen auseinander. Als Letztes trafen die bakteriologischen Befunde ein: Pneumokokken. „Lebenslänglich", das war mein Kommentar bei der Visite. Mit nichts auf der Welt würde man diese Lunge je wieder keimfrei bekommen.

Irgendwann saßen wir uns dann gegenüber. „Etwas grundsätzlich Neues haben wir nicht gefunden", sagte ich. „Das Ausmaß der Erkrankung ist beträchtlich. Zum Glück ist die linke Lunge frei. Ihren Zustand kann man nur verbessern, wenn die rechte Lunge entfernt wird." Auch das sei ja nichts Neues, meinte sie.

„Die arme linke Lunge. Sie muss für drei atmen. Zurzeit schafft sie das. Aber: Das Kind wächst, und wie sieht es bei der nächsten Lungenentzündung aus? Reserven sind keine mehr vorhanden. Wie denken Sie?" Ich telefonierte mit dem Lungenchirurgen in Berlin – in unserem Hause gab es keine Thoraxchirurgie. Er wollte die Unterlagen sehen. Schon am Tag darauf rief er zurück: Ja, er würde operieren. Er würde mit seinem gesamten OP-Team zu uns kommen, in unserem Operationssaal operieren. „Hauptsache, die Gynäkologen passen auf das Kind auf!" Das konnte ich ihm mit ruhigem Gewissen versprechen. Die Frau stimmte zu. Mutig. Was blieb ihr anderes übrig. Alle stimmten wir zu. Ebenso mutig. Die Alternative war der Abbruch. Der Bezirksarzt wurde informiert.

Was dann kam, war ein wahres Wunder: Am Dienstag früh um halb acht Uhr fuhr ein Tross von acht Personen – vier Ärzte und vier Schwestern – bei uns vor. Mit mehreren übergroßen Wäschekörben voller steriler Tücher, verchromter Behälter, Instrumentarien und Apparaturen besetzten sie unseren großen Operationssaal. Sechs Stunden später reisten sie wieder ab. Sie hatten den gesamten rechten Lungenflügel entfernt. Rechts die drei Lungenlappen mit all ihren Herden, den Verwachsungen und Vernarbungen, mit den Eiterungen, mit der ganzen verheerenden Toxizität: Sie hatten den rechten Lungenflügel in einem Stück entfernt. Als hätten sie gezaubert, die Kollegen aus Berlin. „Mutter und Kind wohlauf!", rief der Professor in die Runde, als die letzten Hautnähte gerade noch gesetzt wurden. Am vierten Tag nach der OP traf ich die Frau auf dem Flur: „Wer sind Sie denn?", fragte ich. Lustig und vergnügt reichten wir uns die Hand. Verschmitzt lächelte sie: „Ich habe Hunger!" Schon nach einer guten Woche war sie wieder flott auf den Beinen. Die Lungenfunktion war jetzt schon deutlich besser als vor der OP. „Lungensport heißt vor allem Dehnen, damit im Brustkorb Platz geschaffen wird."

Ganz außergewöhnlich dann die Rehabilitation. Schwer gezeichnet hatte die Frau zunächst begonnen. Nach und nach aber entfaltete sie sich geradezu: In der Diätküche kochte sie sich selbst von „Haut und Knochen" zu einer wohlgenährten kleinen „Sterneköchin"; einen richtigen Bizeps hatte sie sich kämpferisch in der Physiotherapie ertrotzt; und – was sie nie für möglich gehalten hätte – sie mutierte zu einem kleinen Bücherwurm. Bei den Atemkontrollen entwickelte sie sich. Längst lag der Blutsauerstoff stabil und in der Norm – nun auch bei Belastung.

Über ihr Leben, die Vergangenheit, ihr Zuhause wussten wir nichts. Im Gutachten war das Wort „asozial" mehrfach aufgeführt worden. Der Rest war Schweigen. Wer fragte, dem zeigte sie die kalte Schulter. Drang jemand weiter in sie, verschwand sie. Die junge Frau hüllte sich in absolutes Schweigen. Auch die jeweiligen Mitpatientinnen – von unseren Schwestern natürlich in ihrer Neugier noch bestärkt – konnten nichts erfahren. Unsere Fürsorgerin, ich hatte sie mir extra in mein Dienstzimmer bestellt, befragte ich: Sie sei außerordentlich zum Schweigen verpflichtet worden. Der Vater, sagte sie mit dem Zeigefinger auf den Lippen, sei das große Problem in der Familie.

„Und, Bonze?", fragte ich. Sie schwieg.

Auch über den Kindsvater gab es keinerlei Auskunft. Wir wussten gar nichts.

„Vielleicht unbefleckte Empfängnis?", kicherten einige Frauen.

Allenfalls fünfmal kam in der ganzen Zeit eine alte Frau zu Besuch. Auf der Stelle verschwand sie jeweils mit ihr und verkroch sich irgendwo im Hause. Jemand bezeichnete sie schließlich als unser Findelkind. Das fand sie sehr gut. Noch befreiter, noch fröhlicher und ungezwungener lebte sie nun auf – sowohl in der Frauenklinik als auch bei uns. Als ob sie nun tatsächlich wieder in ihre Kinderschuhe geschlüpft war. „Mutter und Kind wohlauf." Seit der großen Operation war dieser Satz zur Parole geworden. „Beide Kinder wohlauf." So hieß er von nun an und war auch immer mit einem Lächeln verbunden. Und das glückliche Strahlen einer Siegerin, die tiefe, natürliche Freude, ihre kleine reine Seele – das ganze Haus begleitete das wunderbare Werden, dieses doppelte Werden. Ein Lichtblick, für Patienten wie für das Personal.

Eines Morgens kam der Anruf: Wir sollten schnell kommen und das Kind begrüßen. In der Nacht hatten die Wehen eingesetzt, sofort Kaiserschnitt. Und wieder und wieder: Beide Kinder wohlauf. Dann lag sie da, in ihren Kissen, halbsitzend, das eingerollte Kind quer über ihrer Brust, erschöpft zwar, aber hochrot vor Freude. Vorsichtig lächelte sie, zarter als sonst, vielleicht ein wenig demütig sogar. Eine Aura von Glück, von Wonne, von Segen – das ganze Zimmer voll davon. Man wollte einfach nicht weggehen. Viele Menschen kamen, ihr zu gratulieren, und sie wollten das Kind sehen – ein gesunder Junge. Ärzte anderer Abteilungen besuchten sie, um zu staunen, um zu lernen. Ich musste mich immer nur über dieses große Glück wundern. Zum Anfassen nahe. Ich war über mich selbst erstaunt. Am dritten Tag setzte ich mich zu ihr ans Bett, begrüßte sie nun als Frau und Mutter, hielt Rückblick und schilderte sie nun als selbstbewusste, starke Frau, die kämpfen kann. Sie hörte zu, lächelte, sprach wenig. Ich malte ihr eine schöne Zukunft aus. Sie und das Kind hätten alle Chancen. Mit ihrer Einzellunge könne sie neunzig Jahre alt werden – unter einer Bedingung: Halbe Kraft voraus. Sie lächelte und bedankte sich leise. In einem Nebensatz, aber wirklich nur in einem unbedeutenden Nebensatz, sagte ich, dass ich in gewisser Weise auch ein wenig Vatergefühle für sie habe. Sie sah mich an, fixierte mich, und da, plötzlich Entsetzen. Die Farbe wich aus ihrem Gesicht. Die lauernde Tigerin – ich werde diesen Blick immer behalten. Sie griff ihr gebündeltes Kind, drückte es an ihre Brust und drehte sich im Bett um. Sie wies mir den Rücken zu, verschanzte sich hinter ihren Decken und Kissen: gegen mich. Ich durfte sie nicht mehr besuchen. Ausdrücklich. Nicht einmal ein Abschied war erlaubt.

Freunde

Es muss 1987 oder 1988 gewesen sein. Ich war Oberarzt im Bezirkskrankenhaus. Zu dieser Zeit stand der einzige Computer unserer Klinik im Beratungszimmer neben dem Chefsekretariat. Er war noch funktionslos. Jeden Dienstagnachmittag konnten sich PC-Interessierte dort unterweisen lassen.

Ein junger Arzt, frisch von der Uni, Genosse und Sohn von irgendeinem ganz hohen Parteimann, führte in die Grundlagen der Bedienung ein. Nach der Schulung codierte er den PC jedes Mal neu. „Sicherheitshalber", wie er sagte, laut, entschlossen, deutlich in der Sprache, kompromisslos im Ausdruck und mit einem guten Schuss Arroganz. Wir waren sprachlos. Er ging dreist und respektlos mit uns Oberärzten um. Natürlich vermuteten wir schon wieder irgendeine dieser Schikanen von oben. Automatisch kam passiver Widerstand auf – prompt richtete er sich auch gegen den PC. Es ging aber noch etwas anderes in uns vor: Wir, die wir uns einig waren im Kampf gegen die spießigen Parteioberen, gegen die Funktionäre und auch gegen die Chefs, wir waren hier plötzlich zur Zielscheibe der jungen Ärzte geworden. Diese sollten aber doch erst einmal von uns das Laufen lernen! Wir spürten deutlich, dass wir überholt werden würden, überholt vom Fortschritt und nicht etwa von der Partei, von der FDJ oder von irgendjemandem sonst. Wir waren jetzt mit den Chefs gemeinsam in eine Ecke gedrängt worden. Das war ein absolutes Novum. Wir alle hatten ohnehin bereits schlechte Erfahrungen mit einem Computer gemacht: Es war damals „in", für die Kinder einen *Commodore 64* zu kaufen. Irgendwie hatte man sich das Westgeld zusammengestottert und ging freudestrahlend in den Intershop. Gern ließ man sich dort einlullen von diesem markant süßlichwürzigen Geruch nach einer Mischung von Schokolade, Parfüm und Früchten. Als wollten und als sollten die Leute ahnen, wie schön der Westen wohl sei. Mit weltmännischer Geste wurde der Computer gekauft. Mehrere Tage lang roch die ganze Wohnung verlockend westlich. Nach dem Eintippen der ersten Zahlen und Buchstaben übernahmen die Kinder „das Ruder". Sie, die Vierzehn- bis Achtzehnjährigen, tauschten untereinander Spiele aus, beschäftigten sich dann damit stundenlang, tagelang, Nächte hindurch. Es war erschreckend. Und Verbote wehrten sie ab. Als Angriff münzten sie das gegen eine moderne Technik, gegen den Fortschritt, ja gegen die Freiheit. Natürlich spürten sie den Unwillen der Eltern: Sie grinsten innerlich darüber.

Im Dezember 1988 wurden die einzelnen Stationen im Bezirkskrankenhaus mit einem eigenen Computer ausgestattet. Als erstes erhielt die Kardiologieabteilung ihren PC. Er war Teil einer neuartigen Vierundzwanzig-Stunden-EKG-Gerätekombination, natürlich auch separat verwendbar. Er war dem Kardiologen vorbehalten. Die Kardiologieschwester hatte das erste Vierundzwanzig-Stunden-EKG von einem Patienten der Station erstellt. Den schriftlichen Ausdruck im Umfang von zwei Seiten hatte sie uns zum Beurteilen vorgelegt. Wir lasen, dass innerhalb von vierundzwanzig Stunden über hunderttausend Herzschläge des Patienten aufgezeichnet worden waren. Das erstaunte uns sehr. In solchen Dimensionen hatten wir nie gedacht. Der Kardiologe hatte mich zur ersten Auswertung geholt. Wir saßen in einem kleinen, fensterlosen Raum. Es war stickig. Dieser große, schwere Mann mit ebenso großer Ausstrahlung füllte die kleine Kammer fast vollständig aus. Wenn er dann noch lachte, und er lachte gern und laut, war es mir fast schon zu eng. Was er machte, war immer gut. Wie wir alle brauchte auch er viel Applaus. Ganz selten waren wir uns völlig einig. Dann schwiegen wir. Gab es Stress, konnten wir uns anschreien. Einmal brüllten wir uns weit über einen langen Flur an, sodass alle es hörten, vielleicht auch eher, damit alle es hörten. Er war cholerisch, ich passte mich seinem Ton an, hielt dagegen. Vielleicht würde er uns ebenso beschreiben, mich dann aber als den unbeherrschten Hitzkopf bezeichnen.

Zunächst ordneten wir den EKG-Befund dem klinischen Krankheitsbild des Patienten zu. Es war ein normaler Rhythmus bei einem Herzkranken über vierundzwanzig Stunden hinweg. Überrascht hat uns das eigentlich nicht, war aber dennoch eine fundamental neue Aussage: Alle bisherigen EKGs stellten doch immer nur Momentaufnahmen des Herzens dar. Ich dachte an meine erste Bekanntschaft mit dem EKG gut zwanzig Jahre zuvor. Der abgeleitete Strom vom Herzen wurde über einen Lichtstrahl auf eine rotierende Trommel mit Fotopapier gelenkt. Im benachbarten Labor musste der Streifen entwickelt, fixiert und gewässert werden, erst dann konnte man ihn beurteilen. Das dauerte meistens einen ganzen Tag. Jetzt bediente der Kardiologe den Computer. Immer wieder holte er sich die zeitlich verschiedenen EKG-Kurven auf den Monitor und beurteilte den kompletten Kurvenverlauf der letzten vierundzwanzig Stunden. Alles war für ihn plötzlich ganz wichtig. Er murmelte etwas von Extrasystolen, zählte sie und verglich dann seine Zahlen mit denen des PC. Sie stimmten überein. Zunehmend intensiver drückten seine schweren, etwas klobigen Finger die Tasten. Ein neuartiges Klappern erfüllte den Raum. Die Funktionsschwester stand hinter ihm. Sie sah mich an. Schon gut fünfzehn Minuten waren vergangen. Allmählich wurde ich unruhig. Sie brachte ihm eine Tasse Kaffee. Der Kardiologe verstand den Wink nicht, tippte mit der rechten Hand munter weiter und führte mit der linken die Tasse zum Mund. „Unterscheidet der auch die verschiedenen Extrasystolen?", fragte ich ihn.

„Ich denke, ja", meinte er. Mit seinem fülligen Oberkörper verdeckte er mir fast die Sicht auf den Monitor. Ich wurde ungeduldig, fragte ihn immer mehr. Er ließ sich nicht stören. „Lass mich doch mal!", sprach ich ihn fast schon etwas scharf an. Lange genug hatte ich mich schließlich zurückgehalten. „Moment!", rief er und zog die zweite

Silbe ziemlich in die Länge. Ich ging einen Schritt zurück. Er hämmerte nun regelrecht auf die Tastatur ein. Dann schimpfte er, dass der Computer nicht machte, was er wolle. Ganz allmählich dämmerte es mir: An diesem Computer werde ich niemals arbeiten dürfen. Gerade, als ich gehen wollte, wandte er sich an mich: „Komm, ich drucke Dir ein paar Herzaktionen aus." Er tippte und tippte und tatsächlich drehte sich auf dem Nebentisch eine Walze. Ich hatte den Drucker noch gar nicht beachtet. „Endlospapier", sagte der Kardiologe stolz. Ein deutsches Wort. Wir hatten es bis dahin noch nie gehört. Ich nahm den Anfang des Streifens und betrachtete das EKG. Beste Qualität. Die Personalien, das Datum, die Uhrzeit, die Zeitschreibung, alles war dabei. Und der Drucker druckte und druckte. Die erste Schlange reichte bereits auf die Erde. „Es reicht", mahnte ich. Nachdem der Kardiologe mehrere sehr harte Schläge auf die Tastatur ausgeführte hatte, schimpfte er laut: „Ein Mist ist das!" Dann stand er auf, beugte sich über die Geräte und zog den Netzstecker. Der Monitor war sofort aus. Der Ventilator im PC unter dem Tisch fiel in ein kurzes Decrescendo, dann verstummte auch er. Jetzt aber, jetzt hörte man umso lauter den Drucker. Unermüdlich dominierte sein monotones Geräusch, Sekunde um Sekunde. Es war sogar, als würde man eine rhythmische Tonfolge erkennen. Wie zum Trotz eroberte sich der Drucker unsere ungeteilte Aufmerksamkeit. Und er druckte und druckte und druckte immer weiter, auf dem Fußboden wuchs ein Wust von Papier. Keiner bewegte sich. Goethes Hexenmeister fiel mir ein. Plötzlich grinste der Kardiologe, ging zur linken Seite der Anlage und zog nun auch den Stecker des Druckers. „Mein lieber Freund", schmunzelte er, „eine neue Zeit bricht an. Wir müssen alle über uns hinauswachsen." Er nahm mich bei der Schulter, drehte mich zur Tür und dann gingen wir alle drei in die Stationsküche. Hier belohnten wir uns mit Kaffee und den Resten einer gespendeten Torte.

Russisch Roulette

Krebszellen teilen sich viel schneller als gesunde Körperzellen. Sie teilen sich maßlos, unersättlich und nach ihren eigenen Gesetzen. Dieses exzessive Wachstum bestimmt ein Krebsleiden, in ihm liegt aber auch der Schlüssel zur Therapie. Die ersten Chemotherapeutika waren reine Zellteilungsgifte. Sie verzögerten den Krankheitsverlauf um Monate, vereinzelt sogar für Jahre. Den Krebs besiegen, das konnten sie nicht. In den Siebzigerjahren hatten wir unter Anleitung eines Berliner Instituts die Chemotherapie in unserer Abteilung eingeführt. Damals steckte diese Behandlungsform noch in den Kinderschuhen. Gleichwohl drängten immer mehr Tumorkranke nach einer solchen Behandlung. Unbedingt wollten sie diese, ihre einzige, ihre letzte Chance nutzen. Als würde ein Ertrinkender nach dem Strohhalm greifen, so klammerten sie sich an kursierende Berichte, an Zeitungsartikel oder an anderweitige Empfehlungen. Manche Patienten dachten sogar solidarisch: „Wenn es mich schon nicht mehr retten wird, hilft mein Versuch vielleicht anderen Menschen." Und tatsächlich verbesserten sich auch bei einigen unserer Krebspatienten die Symptome. Das stimmte optimistisch. Aber die Nebenwirkungen! Immer wieder trübten sie die Erwartungen. Schwerkranke, die ohnehin dem Tode geweiht waren, betraf es besonders. Das bedrückte doppelt. Onkologische Stationen, die sich nur mit Krebskranken beschäftigten, gab es damals kaum. Jeder Arzt legte selbst fest, inwieweit er sich diese schwere Last auflud. Es gab anerkannte Klinikleiter, die eine Chemotherapie rundweg ablehnten. Eines aber stand fest: Wer einmal dieses Feld betreten hatte, konnte nicht mehr davon ablassen. Er wurde mitgerissen von einem Zukunftsglauben und sofort umgab ihn der Ruf, ein Hoffnungsträger zu sein.

Der Chef der Urologischen Klinik unseres Hauses war entschlossen, die Chemotherapie nun auch bei sich einzuführen. Sein erster Patient sollte ein fünfundvierzigjähriger Mann sein. Ihm hatte er den linken Hoden wegen eines Krebsleidens entfernen müssen. Die Chemotherapie war angezeigt, weil im Mittel- und Unterbauch Lymphknotenmetastasen wucherten. Bei entspannten Bauchdecken konnte man sie in der Tiefe tasten. Es war schaurig, wenn die Finger über die Tumore glitten. Der Patient schien ähnlich zu fühlen, Schmerzen gab er aber nicht an. Für den Start der Therapie verabredeten wir die Verlegung in unsere Klinik. Missmutig, fast feindselig betrat der Mann unser Stationszimmer.

„Ist hier die Krebsstation?", fragte er salopp. Die Stationsschwester sah empört auf. „Arroganter Schnösel", dachte sie, biss sich aber auf die Zunge und vertiefte sich wieder in ihre Arbeit. Gereizt wiederholte er die Frage.

„Nein", gab sie spitz zurück, „hier ist die Station für Lungenkranke", und schrieb weiter. Er ging. Nach kurzer Zeit stand er erneut bei ihr in der Tür. Abschätzig blickte er in die Runde.

„Guten Tag, mein Herr, was wünschen Sie bitte?" Ich bewunderte sie immer wieder, wie sie mit mütterlicher Geduld selbst schwerstkranke Männer zur Raison bringen konnte. Kaum jemals hatte sie sich im Ton vergriffen.

„Ich möchte einen Arzt sprechen", bestimmte er. Nun wollte er sie bewusst übergehen, hatte aber überhaupt keine Ahnung, wie eng wir zusammenarbeiteten.

„Arztsprechzeiten sind montags, mittwochs und freitags von vierzehn bis fünfzehn Uhr." Nach ausreichender Pause lenkte sie ein: „Sind Sie der Patient von der Urologie, der bei uns aufgenommen werden wollte?"

„Von wollen kann keine Rede sein!"

Sie stellte sich namentlich vor. Wortlos überreichte er ihr eine große Tüte mit Röntgenbildern und den Papieren. Meine ersten Befragungen nach seinen Krankheiten beantwortete er kurz und knapp, fast militärisch. Alles an ihm sei gut und er habe keine Probleme.

Die Unterlagen von der Urologie waren komplett. Zusatzerkrankungen hatte er keine. Ich untersuchte ihn ausführlich: Sein Allgemeinzustand war glänzend, Folgen der Operation fanden sich nicht, der Mann war fit. Die besten Voraussetzungen für eine Chemotherapie. Ich meldete ihn telefonisch im Berliner Institut an. Dort nahmen sie ihn in eine internationale wissenschaftliche Fall-Kontroll-Studie auf. Ausgewählt wurde eine Polychemotherapie mit Bleomycin, Palladium und Vinblastin, alles verträgliche Medikamente. Die einzig schwerwiegende Komplikation, die auftreten konnte, war eine Lungenfibrose, ein narbiger Umbau der gesamten Lunge. Statistisch würde das etwa jeden Achten treffen können. Ursache dafür war das Bleomycin. Man könnte es zwar aus dem Gemisch herausnehmen, dann wäre aber der Effekt der gesamten Therapie unsicher. In einem ausführlichen Vortrag klärte ich ihn auf. Er sollte nun entscheiden. Von oben herab tat er das alles ab und verlangte die sofortige Behandlung, diskussionslos.

„Was habe ich für eine Wahl in diesem Vabanquespiel. Das ist russisches Roulette." Er sah sich um – applausgewöhnt. Nach einer angemessenen Pause kam von oben herab: „Geben Sie mir die Spritze und ich bin auch schon wieder zu Hause."

Dieser Macho. Mehr Testosteron ging doch gar nicht. Gerade hatte er mich zu seinem Lakaien degradiert. Das Ganze hatte skurrile Züge. Von inneren Konflikten ablenken, indem man außen Krieg führt. Die große Politik und die Behandlung eines Einzelnen unterscheiden sich darin kaum. Andererseits, er hatte ja Recht. Und in aussichtslosen Situationen treten Männer eben auch gern einmal aggressiv auf. Sie achten weniger auf Konventionen als Frauen.

Ich musste den Mann unbedingt in seinem ganzen Wesen näher kennenlernen. Alles Weitere würde sich dann ergeben. Ich ging in sein Krankenzimmer, setzte mich zu ihm aufs Bett und begann eine Unterhaltung. Die beiden Mitpatienten hörten zu. Zunächst befragte ich ihn nach seiner

Familie und nach der Arbeit. Er antwortete kurz und prägnant, als brauchte ich seine Angaben, um ein Formular auszufüllen. Nun bezog ich die beiden anderen Kranken mit ein. Sofort kam eine Unterhaltung zustande. Etwas enttäuscht verließ ich das Zimmer. So ging das nicht. Am späten Nachmittag bestellte ich mir den Mann in mein Dienstzimmer. „Sie sind schwer krank. Ich möchte Sie näher kennenlernen, um sie optimal behandeln zu können", sagte ich.

„Was wollen Sie denn von mir hören?", fragte er betont gelangweilt.

„Ich reagiere einmal mit einer Gegenfrage: Was denken Sie denn, was ich unbedingt von Ihnen wissen sollte?"

Er schwieg eine ganze Weile.

„Ich dachte, ich bekomme eine Chemotherapie. Oder wollen Sie mich etwa auch noch besprechen?"

Spannungsgeladen saß er am Tisch, ich musste fast lachen. Nein, das war alles nur Maske. Ein Krebskranker teilt sich mit, geht aus sich heraus, will Abstimmung. Ein Krebskranker will Nähe und Schutz, er sucht danach, bittet um Hilfe. Ich nahm meinen Stuhl und setzte mich ihm genau gegenüber. Fast berührten sich unsere Knie. Ich lächelte ihn an. Er lächelte zurück, nun aber doch schon ein klein wenig versöhnlicher.

„Die Krebsbehandlung hat drei große Richtungen: Stahl, Strahl und die Chemotherapie. Den Stahl hatten Sie gerade. Stahl bedeutete Wundschmerz. Den haben Sie überstanden. Nun wollen wir die Chemo machen. Die Liste der Nebenwirkungen haben Sie doch studiert?"

Ich fixierte ihn wie bei einem Verhör. „Sagen Sie mal ganz ehrlich: Sind Sie überhaupt bereit, noch einmal irgendein Elend auf sich zu nehmen? Ganz einfach: Wollen Sie das alles oder wollen Sie das nicht!"

Schweigen. Er wurde ungeduldig.

„Wie groß ist eigentlich Ihr Lebenswille?", fragte ich geradeheraus.

Er wurde immer unruhiger, drohte schon aufzuspringen. Ich kam ihm zuvor. Ich stand auf und ging im Zimmer auf und ab. „Vielleicht sprechen wir morgen weiter." Ich ging zur Tür und fasste die Klinke an.

„Haben Sie schon einmal darüber nachgedacht, was passieren wird, wenn die Chemotherapie nicht wirkt?", fragte ich ihn. Das war nun mein Schlag. Warum müssen Männer immer nur kämpfen?

„Ja", sagte er ohne jede erkennbare Regung, „dann sterbe ich."

Immer noch war die Mauer um ihn herum. Vielleicht sollte ich von mir erzählen, mich vor ihm öffnen, so, wie es seine Mitpatienten getan hatten? Die beiden waren aufrichtig, offenherzig. Sie verstanden sich sehr gut, akzeptierten einander und hatten sogar eine kleine Freundschaft aufgebaut.

Zu jedem Patienten benötige ich den richtigen inneren Abstand. Ich versuche, mich in den Menschen hineinzuversetzen, mich einzufühlen. Dann kann ich ihn empathisch spiegeln. Damit ist das Eis gebrochen. Der Patient vertraut mir. Alles andere kommt dann von selbst. Einen Großteil meiner Kraft setze ich dafür ein. Vorurteile müssen abgebaut werden und das Selbstwertgefühl auf gleicher Höhe liegen. Die Kunst ist es, diese Ebene zu finden. Manchmal bedarf es dazu vieler Schritte – sowohl verbal als auch durch die Körpersprache. Es geht hin und her wie beim Tennis. Ist man einmütig, entsteht eine Freude. Man genießt, mit genau diesem Menschen in Augenhöhe gemeinsam gefühlt zu haben. Automatisch ist mir von da an der Patient näher. Er fühlt sich zu mir hingezogen und nun folgt er mir – in meine Welt der Hoffnung für ihn. Das ist Vertrauen. Ein Zauber entsteht, eine Kraft, die – ähnlich dem Glauben – Berge versetzen kann. Sie kann trösten und beruhigen, aber auch motivieren, mobilisieren. Sie lindert Schmerzen, moderiert. Kommt eine Verbindung zum Patienten nicht zustande, liegt es immer an mir. Das habe ich als Kind von meiner Mutter gelernt:

Ich muss mich einfach besser auf einen anderen Menschen einstellen. Nicht etwa unterwürfig. Immer muss es wahrhaftig sein. Dies ist meine Art. Jeder Arzt hat seine eigene. Manchmal staune ich, welch eine Schubkraft sich in meinem Gegenüber entwickelt. Nähe und Distanz sind variable Größen, verändern sich ständig, dynamisch, wie ein Pendel. Den richtigen Abstand zu halten, das ist mein Bemühen, meine Stärke. Eines steht fest: Eine gewisse Distanz muss immer bleiben – schon zum Selbstschutz für den Arzt. Wer sie aufgibt, ist leicht dem Patienten ausgeliefert und „stirbt mit".

„Wir sind derselbe Jahrgang", begann ich eine neue Runde. Wieder Pause. Nichts kam von ihm. Mir ging durch den Kopf: Wenn ich die Krankheit gehabt hätte, dann wären wir schon viel weiter. Was könnte diesen Mann nur so sehr blockieren?

„Ich habe eine Frau und drei Kinder", fügte ich hinzu. Es hörte sich an, als würden sich zwei Frontsoldaten in einem Kriegsfilm unterhalten. Ich musste über mich selbst schmunzeln. Das war ja schon fast ein Anbiedern.

Kritisch bedachte ich die ganze Situation. Bewusst gab ich also etwas von mir, von meiner Familie preis, um an einen Menschen näher heranzukommen. Peinlich war mir das, meiner unwürdig. Warum ging so etwas überhaupt in mir vor? „Was machst Du hier eigentlich?" Diese Frage stellte ich mir selbst. Ich musterte den Mann. Plötzlich interessierte er mich. Ich wollte mehr über ihn wissen – Persönliches, aus seiner Vergangenheit.

„Erzählen Sie doch einmal etwas über sich", bat ich, „wo kommen Sie her, wer sind Sie, was tun Sie beruflich?" Verwundert sah er mich an, musterte nun wiederum mich. Dann taxierte er mein Dienstzimmer. Ich folgte seinem Blick: spartanische Möbel, nackte Wände, überall Stapel von Röntgenbildern und Akten. Chaos – Arztbriefe und Gutachten. Natürlich auch Fachliteratur dabei. Dazwischen ein paar verwelkte Blumen in einer kitschigen Vase, kleine Andenken von Patienten auf dem Fensterbrett. Der Kölner Dom, fünf oder sechs Zentimeter groß, Messing – ein Mitbringsel einer Krebskranken. Eine ganze Geschichte klebte daran. Ich hatte damals erreichen können, dass diese Frau innerhalb von zwei Wochen berentet wurde. So durfte sie nun doch als Rentnerin noch einmal ihre Heimat, das Rheinland, besuchen. Ein halbes Jahr später ist sie dann bei mir gestorben. Ein langer Kampf, ein harter Kampf war das. Junge Menschen sterben schwerer. „Unerledigte Schularbeiten", sagte ich. „Mir fehlt mindestens eine ganze Woche Zeit."

„Herr Doktor, ich möchte Sie heute nach der Besuchszeit für ein paar Minuten sprechen. Ich werde Ihnen dann meine Geschichte erzählen." Damit stand er auf und ging hinaus. Wie besprochen holte ich ihn später ab. Auf seinen Wunsch hin gingen wir in den Park. Er verlangte strengstes Stillschweigen. Das sagte er gleich zweimal hintereinander. Dann sah er mich aufmerksam an. Ich bestätigte, reichte ihm die Hand. Er schlug ein. Das hatte es vorher noch nie gegeben. Erst später erfuhr ich von ihm, dass wahrscheinlich alle Arztzimmer im Krankenhaus abgehört würden. „Ich würde das jedenfalls so einrichten, wenn ich für das Krankhaus verantwortlich wäre", sagte er. Jetzt wusste ich, warum er mit mir unbedingt im Park reden wollte.

Mit der Schweigepflicht hatte ich überhaupt keine Schwierigkeiten. Mir vertrauten die Menschen ohne weiteres Geheimnisse an. Anfangs war ich stolz, wenn vor mir gebeichtet wurde oder wenn jemand Schicksalsschläge abgeladen hatte. Wichtig kam ich mir dabei vor. Schweigen ist Verpflichtung, ist anstrengend. Man fühlt mit – manchmal tiefer als einem lieb ist – und man bleibt mit allem allein.

Der Mann erzählte: Blitzkarriere bei der Armee, dann Ausbildung im Geheimdienst und Einsatz als Agent im westlichen Ausland. Um an bestimmte Informationen heranzukommen, habe er immer wieder streng geheime Details wie auf einem Basar zum Tausch anbieten müssen. Anders sei das nicht gegangen. Jeder habe das gewusst und jeder habe das so gemacht. Dieser Handel sei eines Tages zu weit gegangen. Er sei in das Fadenkreuz der Geheimdienste geraten und habe nach zermürbenden Verhören als Doppelagent lebenslänglich bekommen. Nach sechs Jahren Einzelhaft habe er von der Stasi eine neue Chance bekommen: Mit neuer Identität, einer Adresse und einem Koffer wurde er vor dem Bahnhof einer größeren Stadt abgesetzt. Langsam sei er müde und vollkommen geblendet von der Sonne und von der Freiheit losgeschlendert. Als er eine lange Zeit gegangen war, kam ihm eine Frau entgegen. Er traute seinen Augen nicht: Das war seine große Jugendliebe von vor über zwanzig Jahren! Die Frau nahm ihn mit. Sie war allein, geschieden, ohne Kinder. Natürlich glaubte er nicht an einen Zufall. Die neue alte Liebe war aber zu stark, sie veränderte alles in ihm. Wenige Wochen später heirateten sie; die Frau erwartete ein Kind. Damit war er für den Geheimdienst nicht mehr verwendungsfähig. Sie zogen in unsere Stadt, um ein ganz neues Leben anzufangen. Beide hatten Arbeit. Die Tochter wurde größer. Er hatte sich längst erholt, seine Geschichte aufgearbeitet und vieles überwunden. Kaum jemand wusste von alledem.

Auf meinen Wunsch hin konnte ich seine Familie noch am selben Abend begrüßen. Seine hübsche, schlanke Frau war eine echte Frohnatur. Langes blondes Haar, blaue Augen, die sehr weit und offen strahlten. Sie trug ein dunkelrotes, ziemlich enges Kleid, eine helle schmale Handtasche hing ihr bis zur Mitte des linken Oberschenkels herab. Es passte einfach alles. Er brauchte so eine Frau. Ganz offensichtlich spürte sie das. Ihretwegen wollte er die ganze Behandlung bei uns durchführen lassen. Deshalb hatte er Berlin abgelehnt. Jetzt war er wie ausgewechselt, ein ganz anderer Mensch. Er sprach herzlich und warm. Er lächelte, entspannte sich. Er flirtete mit seiner Frau und zwinkerte mir zu. Wir lachten über uns.

Ich setzte die Chemotherapie für den nächsten Tag an. Die Therapie begann hoffnungsvoll. Im Wesentlichen lief sie ambulant. Wöchentlich bekam er seine Infusion mit entsprechenden Vor- und Nachbereitungen. Jeden Freitag untersuchte ich seinen Bauch. Nach etwa zwei Wochen fühlten sich die Lymphknoten weniger derb und prall an. Nach fünf Wochen rief ich auf zu einem Sektabend: Die Knoten waren eindeutig kleiner. Nach gut zwei Monaten konnte ich sie nicht mehr tasten. Die geringen Nebenwirkungen hatte er schon fast vergessen. Ich meldete in Berlin den Vollzug der Behandlung, sie empfahlen, den Standard einzuhalten, also noch einen Monat länger zu therapieren. Begeistert wollte der Chefarzt der Urologie nun die Behandlung in seiner Klinik weiterführen. Das lehnte der Patient ab. Er wollte bei mir bleiben. Wir akzeptierten.

Ganz allmählich begann eine fast freundschaftliche Phase unseres Verhältnisses. Wir unterhielten uns, wann immer es sich ergab. Unsere Herkunft, unsere Kindheit und die Entwicklungswege konnten unterschiedlicher nicht sein, und doch hatten wir viele Gemeinsamkeiten. Zunächst sprachen wir natürlich über die politische Situation. Das brannte damals allen unter den Nägeln. Er beschrieb wortreich und aufgebracht den Verfall der DDR-Wirtschaft. Es sei äußerst bedrohlich und wirklich fünf vor zwölf. Seiner Meinung nach würden bei der Stasi viele kluge Menschen ungeduldig auf Kursänderungen von oben warten, diese auch einfordern – teilweise sogar unverblümt und mutig. Wir sprachen über Glaubensfragen. Von der biblischen Geschichte kannte er beinahe nichts. „Aber", sagte er, „einen Glauben habe ich auch." Sein Leben mit mir zu überdenken, jetzt, wo er Krebs hatte – das fand er sehr gut. Die Liebe zu seiner Frau machte ihn stark. Er bezeichnete sein Leben vor der jetzigen Ehe als vertan. Machohaft sei er gewesen, hätte in schlechten Kreisen hoch gepokert und dann Pech gehabt. Entsprechend tief sei er gefallen. Aber er mache niemandem einen Vorwurf. Den entscheidenden Fehler habe er selbst gemacht. „Seine Leute" hätten ihn auch umbringen können, das sei nicht unüblich. Beim Bericht über seine frühere Zeit spannte sich manchmal sein Körper und er verfiel wieder in eine Unnahbarkeit. Es war, als seien zwei verschiedene Menschen in ihm: der Agent mit aggressiver Rücksichtslosigkeit und der Ehemann als liebevoller Partner. Darüber diskutierten wir. „Schizoid durch Dressur" nannte ich das und einen „Fluch". Seine Frau stimmte dem zu: „Ich denke, das wird er wohl nicht mehr los. Damit hat er lebenslänglich." Und mit einem Augenzwinkern zu ihm: „Ich kenne aber das Zauberwort." Gesundheitlich ging es ihm schlechter. Obwohl die geplante Infusionsserie schon bald abgearbeitet war, begann erst jetzt sein eigentlicher Leidensweg. Mehr und mehr klagte er über Schwäche, lästige Schweißausbrüche, Übelkeit, Brechreiz, Appetitlosigkeit. Ein Hautjucken quälte ihn. Die Haare gingen ihm aus. Vier Kilogramm Gewicht hatte er verloren. Geduld und innere Ruhe verließen ihn. Für jedes Symptom suchte ich etwas zum Lindern.

Unsere Gespräche konzentrierten sich immer mehr auf seine Beschwerden. Für den Patienten entwickelte sich dies fast zum Lebensinhalt, mir wurde es zur Geduldsprobe. Es lähmte mich im Umgang mit ihm. Wenn überhaupt, gelang es mir nur mit viel Aufwand, ihn aus seinem Selbstmitleid zu erlösen. Von Voltaire stammt der Satz: „Der Arzt muss einen Kranken so lange motivieren, bis die Natur entschieden hat." Hier entwickelte sich diese Devise zur Schwerstarbeit für mich. Plötzlich bekam der Mann ein großes Nasenfurunkel mit heftigem Fieber. Er musste geschnitten werden, erhielt Infusionen mit Antibiotika. Ich hatte das zunächst bagatellisiert und heruntergespielt. Dafür musste ich mich anschließend entschuldigen. Er hatte Mühe, mir zu vergeben. Wenig später fing ein quälender Reizhusten an. Die entsprechende Röntgenaufnahme zeigte kleine herdförmige Aufhellungen in der Lunge, schmetterlingsförmig zu beiden Seiten verteilt. Der Radiologe wusste genau, dass wir auch mit einer Fibrosierung, einem bindegewebig-narbigen Umbau der Lunge, zu rechnen hatten. In seinem Bericht erschien kein Wort davon. Auch ich schwieg.

Zur selben Zeit hatte ich zugesagt, einen Vortrag über das Sterben in der katholischen Gemeinde der Stadt zu halten. Ich bereitete mich intensiv vor. Natürlich nutzte ich die Gelegenheit, den Patienten mit seiner Frau einzubeziehen. Sie starteten mit viel Elan, begannen zu diskutieren und zu formulieren. Erst jetzt erkannte ich seine geringe geistige Regsamkeit. Ich war erschrocken. Manchmal hatte er richtig Mühe, sich zu konzentrieren. Im täglichen Umgang miteinander fiel das überhaupt nicht auf: Hirnleistungsschwäche unter Chemotherapie. Hier war das schon schwerwiegend.

Wir studierten zu dritt die Forschungsergebnisse der amerikanischen Psychologin Elisabeth Kübler-Ross. Sie hatte fast zweihundert Sterbende interviewt und dabei genau beobachtet. Aus ihren Ergebnissen postulierte sie fünf Phasen in der Verhaltensweise von Menschen kurz vor ihrem Tode: nicht annehmen wollen, Zorn, Verhandeln, Depression und schließlich Akzeptanz. Er hatte das verstanden.

Was mag wohl alles in dieser Zeit in dem Mann vorgegangen sein?

„Wissen Sie noch, wie Sie sich mit ihrem Imponiergehabe bei uns eingeführt haben?"

Er lächelte: „Damals wusste ich ja auch nicht, wie es weitergehen würde. Ich hatte Angst, blanke Angst!"

„Und, hat Frau Kübler-Ross nun Recht?", fragte ich.

„Ja", sagte er, überlegte eine Weile und ergänzte: „Aber in einer dieser Phasen lebt man doch sowieso. Bei mir wechseln sie sehr häufig. Darüber spreche ich gar nicht mehr."

„In welcher Phase sind sie denn jetzt gerade?" Ich wusste, dass es ein Belastungstest war.

„Heute bin ich ohne Phasen. Mir geht es gut, obwohl…", er sprach den Satz nicht aus. Unbewusst wanderte seine rechte Hand in die Herzgegend und ruhte dort. Seine Augen lagen tiefer in den Höhlen, hatten einen dunklen Hof bekommen, gingen unruhig hin und her. Seitdem er abgenommen hatte, machte er insgesamt einen melancholischen

Eindruck. Den Schwestern fiel das eher auf als mir. „Dem geht es nicht gut", sagten sie eines Morgens. Sie meinten damit eine grundlegende Verschlechterung im gesamten Befinden. Sie vermissten den Draufgänger in ihm. Der Husten wurde stärker. Im Röntgenbild fielen kleine Rundherde auf. Der Radiologe meinte, es könnten auch Lungenmetastasen sein. Eine Lungenbiopsie mit anschließender Gewebsuntersuchung lehnte der Patient ab. Ich ließ sein Sputum, den Auswurf beim Husten, auf Tuberkulose untersuchen. Das wog ihn ein wenig in Sicherheit. Mit großen Zweifeln in mir bekam er die letzte Therapie. Nihil nocere – nur nicht schaden. Das ist ein ganz wichtiger Grundsatz in der Medizin. Immer mehr spürte er eine dunkle Wolke aufziehen. Wir sprachen darüber. Ich riet ihm in einem längeren Gespräch, sein Testament zu machen und sich nun aktiv auf eine Rehabilitation vorzubereiten. Ich wechselte das Thema: Zur Liebe – auch zur Eigenliebe – gehörten Erkennen, Achtung, Disziplin, Aktivität und dann die Vereinigung. Von dieser neuen Ebene unserer Gespräche war er sehr angetan. Ich lieh ihm das Buch *Die Kunst des Liebens* von Erich Fromm. Auch seine Frau wollte es unbedingt lesen. Es war eine wunderbare authentische Erfahrung für uns drei. Vierzehn Tage danach klagte er über Schmerzen im Mittelbauch. Eine genaue Ursache fanden wir nicht. Zur Ruhe kam er erst, nachdem wir ihm Morphium gaben. Es folgten schwere Darmverstopfungen. Der Anästhesist legte einen Periduralkatheter an, weil auf diese Weise nur ein Bruchteil der Morphiumdosis benötigt wird: Der Darm war seither nicht mehr gelähmt. Ein ganz dünner Katheter lag hinten zwischen den Wirbelkörpern neben dem Rückenmark. Unter einem Pflasterverband wurde er bis über die Schulter nach vorn geführt. Dort lag eine angeschlossene Spritze zu regelmäßiger Injektion bereit. Es handelte sich um eine völlig neue Methode. Der Patient spritzte sich selbst, exakt nach Vorgabe. Er verreiste sogar mit dieser Anlage für zwei Wochen an die Ostsee. Der Husten wurde schwerer. Luftnot kam hinzu. Die Chemotherapie war längst beendet. Der Patient wünschte in der Klinik zu bleiben. Er bekam Urlaub für Stunden, je nach Wunsch.

Für eine der periodisch anstehenden Weiterbildungen für Ärzte und Schwestern unserer Station legte ich als Thema „Aufklärung Krebskranker" fest. Wieder bezog ich den Mann mit ein. Ich trug einige Minuten vor. Dann interviewte ich ihn wie abgesprochen:

„Was möchten sie als Krebskranker alles wissen?"

„Alles, so viel wie möglich. Und natürlich die Wahrheit, die reine Wahrheit und nichts als die Wahrheit."

„Zweifeln sie an unseren Aussagen?"

„Nein, überhaupt nicht. Mir darf aber auch nichts vorenthalten werden."

„Was ist denn noch unklar?"

„Ich möchte wissen, ob die bösartigen Lymphknoten ganz und gar verschwunden sind."

„Sie wissen aber, dass wir Ärzte die Geschwülste erst erkennen, wenn sie größer als zwei Millimeter sind. Ich gehe davon aus, dass sie keine Tumorzellen mehr enthalten."

„Ich möchte Ihre Meinung hören, wie lange ich noch lebe."

„Ärzte begleiten kranke Menschen. Wir verteilen keine Jahre. Sie können geheilt entlassen werden und fahren auf dem Weg nach Hause an einen Baum. Und das war es dann. Sie leben mit Krebs. Durch die Chemotherapie sind die Tumoren kleiner geworden. Es gibt also ein Mittel gegen ihren Krebs. Auch ein Diabetiker behält seine Krankheit lebenslang, obwohl er täglich Insulin spritzt."

„Wie lange habe ich denn nun noch zu leben?" Er richtete sich auf, wurde ernster, vermutete ein Vertuschen. Auch ich richtete mich auf – in Augenhöhe: „Ich wiederhole Ihre Frage für mein eigenes Leben: Wie lange habe ich denn noch zu leben?"

„Keiner weiß es", sagte eine der Schwestern, und die Assistenzärztin: „Wir leben hier und jetzt."

„Immer geht es ums Leben", provozierte ich. „Aber sind wir denn auch bereit zu sterben?"

„Ich möchte noch nicht sterben!" Er entspannte sich wieder.

„Ich auch nicht, aber irgendwann muss jeder sterben. Das Sterben gehört zum Leben. Hier und jetzt leben wir. Wir sollten uns aber nicht vor dem Gedanken ans Sterben verschließen. „Memento mori", „Gedenke des Todes." Das war ein geflügeltes Wort. In früheren Zeiten war der Tod als Teil des Lebens immer gegenwärtig. Heute ist er fast tabu." Ich setzte mich zurück. Dann ergänzte ich: „Jeder muss einmal sterben. Wir sollten uns für einen schönen Tod einsetzen."

Nun wurde es still. Die Assistenzärztin stand auf und schenkte Kaffee nach. Jemand anderes verteilte Kuchen. Unruhe kam auf, Getuschel.

„Nein", sagte der Mann, „ich bin nicht bereit zu sterben. Ich möchte leben. Ich möchte dabei sein, wenn sich meine Tochter weiter entwickelt. Ich möchte mit meiner Frau zusammen alt werden. Und ich selbst will auch noch viel erleben!"

Den Schwestern gelang es unbemerkt, das Thema zu entschärfen. Die Weiterbildung verebbte in Gesprächen. „Hier und jetzt", dachte ich. Diese Versammlung hier, das ist jetzt mein Leben. Ich musste schmunzeln und bat um ein großes Stück Kuchen.

Seine Luftnot nahm zu, und zwar in einem Tempo, wie ich es bisher noch nie erlebt hatte. Die Lungenfibrose war nun eindeutig. Auch die Lungenfunktionstests wiesen darauf hin. Ich gab ihm Cortison – sehr hoch dosiert. Es brachte nur anfangs Linderung. Der rasante Umbau der Lunge war nicht mehr aufzuhalten. Eines Nachmittags rief er lautstark und äußerst ungehalten nach mir. Ich ging sofort zu ihm. Kaum stand ich in der Tür, schrie er mich an – so laut er noch konnte. Hasserfüllt, schroff und vernichtend warf er mir seine ganze Ablehnung entgegen. Er benutzte schreckliche, ordinäre Schimpfworte. Entsetzlich war das. Das gesamte Vertrauen, alle unsere Handlungen, alles kritisierte er mit schärfsten Worten. Ich hätte ihn von Anfang an belogen und betrogen. Er verlangte ausdrücklich nach meinem Chef, forderte eine sofortige Untersuchung. „Dich mache ich fertig!", drohte er, dann versagte ihm der Atem. Auch in mir brachen Welten zusammen. Ich hatte mich so sehr bemüht und es war nun also doch alles umsonst gewesen. Sinnlos war alles, einfach sinnlos. Wut stieg in mir hoch. Ich war beleidigt und gekränkt – wie ein kleines Kind. Sekunden, und ich erschrak, nun aber über mich selbst. Fehlte nur noch, dass ich die Krankheit als Strafe für seine Sünden ansehen würde. Ich setzte mich. So ging das nicht. Erst einmal Ruhe. Ganz leise rutschte ich mit meinem Stuhl neben ihn. Sein tiefer, schwerer Atem erfüllte den ganzen Raum. Der leise Pressdruck des Sauerstoffgerätes ging monoton. Ich sah das Zittern seiner Hände. Er starrte mich an – lange – sehr gequält. Aus seinem linken Auge quoll langsam eine Träne hervor. Sie wuchs ganz allmählich auf dem Rand des Unterlides heran. Ich beobachtete sie, wie sie immer größer wurde, sich zu einem Tropfen formte. Ganz zögerlich wölbte sich der Tropfen zur Wange hervor, bekam Übergewicht und rollte, sich behutsam einen Weg suchend, wenige Millimeter an der Wange hinunter, bis er zur Ruhe kam. Minuten vergingen. Schweigen. Dann brach er vollkommen zusammen. Er schluchzte und weinte laut und unbeherrscht. Unendliches Mitleid ergriff mich. Ich stand auf, setzte mich zu ihm, erfasste seine beiden Oberarme und drückte ihn lange und fest. Er wehrte sich nicht. Wir schwiegen weiter. Schließlich ließ ich meinen Blick auf dem Buch *Die Kunst des Liebens* ruhen und begann leise, demütig und monoton zu sprechen: „Ich begleite Menschen in ihrer Krankheit. Hier habe ich mich ganz besonders bemüht – so gut ich konnte. Meine Kraft bestand darin, dass ich die modernste Medizin anwenden konnte, und das gemeinsam mit den entsprechenden Fachleuten." Dann sah ich ihm ganz klar in die Augen, sprach nun ihn an:

„Ich habe mich ihnen sehr zugewandt und ihre Familie voll mit einbezogen. Ich habe es mir dabei nicht leicht gemacht. Wir alle sind nur Menschen. Nicht mehr und nicht weniger. Jeder einzelne ist wichtig, aber im Großen und Ganzen sind wir nur verschwindend kleine Teilchen." Wieder langes Schweigen. „Sie und ich, wir sind bedeutungslos von oben gesehen. In unser beider Welt aber sind wir uns sehr, sehr wichtig geworden." Weiter Schweigen, wohl eine Minute lang. Dann sagte ich: „Sie sind jetzt sehr weit unten. Ich weiß einfach nicht, wie ich es ihnen klarmachen kann, dass ich noch Möglichkeiten für sie sehe." Sofort fing er diesen Ball auf. Ohne sich zurückzunehmen oder zu entschuldigen, ganz ohne Umschweife redete er einfach dort weiter, wo wir am Tag zuvor aufgehört hatten. Seine vorherigen schweren Vorwürfe und verbalen Entgleisungen blendete er einfach aus. Er erzählte unendlich viel von sich, wurde ganz locker – wie bei einem Kind sprudelte es aus ihm heraus. Alles in ihm hatte sich gelöst, nun entspannte sich auch meine Seele. Ein kleiner Schauer lief über meinen Rücken. Diese große Kraft meiner Ausstrahlung hatte ich noch nie so stark in mir gespürt.

Der Patient war nun in einer ganz anderen Welt. Dort besuchte ich ihn, ging ein Stückchen mit. Vorsichtig prüfend deutete ich etwas vom Sterben an. Darüber wollte er jetzt nicht reden. Er sprach einfach weiter, obwohl ihn das Atmen sehr anstrengte. Selig hing er Kindheitserinnerungen nach. Er sprach sehr offen über seine Liebe. Zum Schluss sinnierte er sogar noch über das Leben und fasste es positiv zusammen. Es war größtenteils ein Selbstgespräch, und ich hörte zu. Mein Zuhören war eine Art des Gebens. Dazu war ich sehr gern bereit. Ich blieb so lange bei ihm, bis seine Frau mich ablöste. Für die Nacht ordnete ich eine angstlösende Spritze an. Am nächsten Morgen schlief er noch. Ganz ruhig lag er in seinem Bett, sehr schwer atmend. Mittels einer Nasensonde wurde ihm Sauerstoff zugeführt. Ich sprach mit der Ehefrau. Wir waren uns einig. Er erhielt Morphium. Am Abend ist er dann gestorben. Seine Frau kam am nächsten Tag mit einem großen Blumenstrauß. Sie und ich, wir beide hatten durch ihren Mann sehr viel erlebt. In hoher Achtung verabschiedeten wir uns voneinander. Hinterher war ich erschöpft. Ich fühlte mich wie ausgebrannt, wie innen hohl. Mehrere Stunden lang war mir schwindlig, körperlich unwohl und meine Kräfte schienen am Ende.

Ich ging zur Sektion. Die Lunge war durch die Fibrose sehr stark umgebaut. Die Lymphknoten waren tumorfrei. Es war klar: Wir hatten den Krebs besiegt und der Patient war an den Nebenwirkungen der Chemotherapie verstorben.

Morbus DDR

Der Patient, Anfang vierzig, etwas jünger als ich, hatte einen Suizid mit Tabletten versucht. In der Rettungsstelle war ihm der Magen gespült worden. Zur Nachbeobachtung kam er auf unsere Station. Ausgerechnet dieser Mann musste nun in ein Zimmer mit zwei Chemotherapiepatienten. Es war unser einziges freies Bett. „Ein Gottesurteil", begrüßte ich ihn. Er nickte, beschämt und zerrissen. Erst am Nachmittag machten wir uns miteinander bekannt. Die Schwestern hatten jedem eine Tasse Kaffee gemacht. Mit einem Tablett in der Hand ging ich mit ihm in mein Arztzimmer. Am kleinen Tisch saßen wir uns dann gegenüber. Gesundheitlich ging es ihm ganz gut. Vergiftungserscheinungen durch seine Tabletten waren nicht erkennbar. Zerknirscht saß er da und war natürlich recht wortkarg. Später, im Gespräch, taute er allmählich auf: Er war Schlosser, ein guter Schlosser, ein Wühler. Er habe von Anfang an in Dur gelebt. So drückte er sich aus. Alle Männer in seiner Familie seien so. Er sollte zum Studium delegiert werden. Zur Vorbereitung dessen wurde er für die SED geworben. Innerlich war er ziemlich überzeugt, lehnte aber dennoch ab. Er wollte nicht in die Partei, er wollte frei bleiben. Außerdem hatten sie ihm immer nur seine Vorteile aufgezählt, wenn er denn Genosse werden würde. Plump und herzlos und derb hatten sie ihn überzeugen wollen. Konsequent war er bei seinem Nein geblieben. Wenig später bekam er Besuch zweier Herren der Staatssicherheit. Spitzeldienste sollte er übernehmen, dann würde er nicht in die Partei eintreten müssen. Vielleicht fühlte er sich als fleißiger Arbeiter zu sicher, vielleicht hatte er die beiden Männer auch brüskiert, sie kamen öfter, sie bedrängten ihn, drohten ihm, irgendwann nahmen sie ihn mit. Es folgten Verhöre, Anschuldigungen. Schließlich kam es zum Prozess. Achtzehn Monate Bautzen, für nichts. In dieser Zeit ließ sich seine Frau scheiden. Sie löste die gemeinsame Wohnung auf und zog mit dem Kind nach Berlin. Nach seiner Entlassung nahm ein Freund ihn auf. Er hatte Berlinverbot, Einstellungssperre im alten Betrieb und all seine Bewerbungen anderswo landeten unbearbeitet auf der langen Bank. Den zugewiesenen Posten als Arbeiter in einem total verkommenen Lager trat er nicht an. Demonstrativ stellte er einen Ausreiseantrag. Dieser wurde gar nicht erst angenommen, und gleich am selben Tag, spät abends, erschienen wieder diese zwei Herren von der Staatssicherheit. Er könne studieren, wenn er zu Spitzeldiensten bereit sei. Wieder drohten sie ihm. Er lehnte ab. Sie erpressten ihn mit neuerlicher Anklage. Er lehnte trotzdem ab. Mehrfach wurde er zur Klärung eines Sachverhaltes in eine Dienststelle der Volkspolizei bestellt. Und immer wieder diese zwei Offiziere. Schließlich erschien er volltrunken bei ihnen. Das tat gut. Er lebte auf Kosten seiner Freunde, noch nicht einmal dreißig Jahre alt. Er war verzweifelt. Und vor allem litt er jede Nacht unter schweren Angstträumen. Jetzt erst begann der eigentliche Alkoholkonsum. Eine kurze, kleine Liebe zu einer Lehrerin brach er ab. Sie war Parteisekretärin in einer Schule. Irgendwann war ein guter Freund zu einer Frau mit Kindern gezogen, da habe er einfach dessen Wohnung weitergeführt. Das sei bis heute noch so. Inzwischen habe er eine Alkoholikerin bei sich aufgenommen. Sie würde ihm den Haushalt machen.

Er hatte frei gesprochen. Mehrmals unterdrückte er kleinere Gefühlsausbrüche. Jetzt machte er eine lange Pause. Auch ich schwieg eine geraume Zeit.

„Eine fatale Biografie", sagte ich schließlich. „Ich kann Sie gut verstehen." Ich erhob mich und setzte Wasser auf.

„Möchten Sie auch noch einen zweiten Kaffee?"

Er nickte. „Aber nur türkisch", sagte ich.

„Ja, gerne", gelöst sah er mir zu. Sein Gesicht hellte sich auf: „Jetzt einen starken Kaffee. Das ist es."

„Ja, ich kann Sie sogar sehr gut verstehen. Ein Bruder von mir war auch achtzehn Monate im Gefängnis, allerdings nicht in Bautzen. Später ist er dann vom Westen herausgekauft worden. Er besucht uns regelmäßig."

Wieder war es ganz still. Dann stand ich auf, ging einen Schritt auf ihn zu und legte los:

„Warum aber wollen Sie denn gerade jetzt aufgeben? Immer mehr Menschen stehen auf. Sie erheben sich gegen die DDR-Machthaber. Sie lachen laut über unsere Parteispitze. Sie kritisieren sie offen, rufen nach Änderungen, sehen auf Gorbatschow mit seiner Perestroika und mit Glasnost. Eine wunderbare Stimmung, die jetzt aufkommt. Eine Aufbruchstimmung im ganzen Land. Und da wollen Sie sterben?"

Er sah auf den Boden, war still. Ich musste einfach weiterreden: „Gerade jetzt, wo die Wahlfälschungen öffentlich gemacht werden. Allein das ist doch schon vollkommen neu. Das hat es noch nie gegeben. Überall tut sich was, überall stehen Menschen auf und Sie verzweifeln." Fast vorwurfsvoll blickte ich ihn an. Er rührte in seinem Kaffee und grübelte. Kein bisschen Begeisterung. Lange sahen wir uns an. Sehr lange. Ich setzte mich wieder.

„Bezeichnen Sie sich eigentlich als Alkoholiker?", wollte ich von ihm wissen. Für mich stand vom ersten Blick an fest, dass er alkoholkrank war.

„Meine Situation ist kompliziert. Der Alkohol hat mir früher das Leben gerettet, jetzt zerstört er es mir. Ich hätte diese vielen Jahre ohne ihn nicht durchgestanden."

„Sind Sie abhängig?", fragte ich.

„Der Körper nicht, die Nerven vielleicht. Ich kann ohne Alkohol leben, bekomme dann aber furchtbare Angstzustände und schwere Albträume. Das ganze Bautzen, Nacht für Nacht. Das hält auf die Dauer kein Mensch aus."

„Trinken Sie exzessiv, ich meine, gegen Ihren Willen und dann übermäßig viel?"

„Selten", er atmete auf. „Manchmal wohl zu viel."

„Gibt es schon zum Frühstück Bier?"

„Nein, mittags, wenn es denn Essen gibt, dann steht auch ein Bier auf dem Tisch."

„Seit gestern sind Sie alkoholfrei. Vermissen Sie etwas?"

„Nein."

„Ich empfinde, dass sie eine große Distanz zu ihrem Selbstmordversuch haben. Teilen Sie meine Ansicht?"

„Die Unterhaltung mit den Krebskranken, das hat mich schwer erschüttert", er musste fast Tränen unterdrücken. Dann fügte er hinzu: „Mein ganzes Leben muss ich überdenken. Sowieso."

Beruhigt gingen wir auseinander. Am nächsten Tag überfiel mich der Mann am frühen Morgen an der Krankenhauspforte: „Ich habe Ihnen viel zu viel erzählt. Bitte, Sie dürfen darüber mit niemandem sprechen, auf gar keinen Fall."

„Schweigen ist mein Beruf. Das versteht sich von selbst. Aber klares Nein. Umgekehrt: Sie müssen noch viel mehr über sich erzählen. Man muss doch wissen, was alles so hinter den Kulissen in unserer lieben DDR passiert."

Zusammen gingen wir in mein Zimmer. Ich zog mir einen Kittel über. Gemeinsam schritten wir den Krankenhausflur entlang. Völlig unvorbereitet ernannte ich ihn vor den Schwestern zum „Leibpfleger" seiner beiden Mitpatienten. Er nahm den Titel ernst. Am Nachmittag setzten wir uns bei einer Tasse Kaffee zusammen. „Sie sehen gut aus", sagte ich etwas provokant, „Ihr Körper fühlt sich ohne Alkohol richtig wohl."

„Ja, mir geht es gut. Und wissen Sie, warum? Ich hatte zur Nacht eine Schlaftablette bekommen." Er lächelte: „Einer der beiden Krebskranken ist Parteifunktionär. Wir hatten uns schnell in der Wolle." Er deutete mit dem Zeigefinger an seine Schläfe: „Der Mann ist weit weg vom Alltag."

„Wird das so gehen? Für beide Seiten?", fragte ich.

„Ich denke, dass das ganz gut geht", lenkte er ein.

„Wie sind Sie denn überhaupt zu dem Alkohol gekommen?", fragte ich ihn.

Er setzte sich aufrecht hin, überlegte eine Weile und erzählte: „Unsere Familie hatte seit Generationen einen Bauernhof. 1960 mussten alle in die Genossenschaft, in die

LPG. Nur wenige Jahre später haben vor allem die Jungbauern entsetzlich getrunken. ,Die Bauern ohne Land verfallen dem Alkohol wie die Indianer ohne Büffelherden', hat mein Vater gesagt." Er überlegte kurz: „Damals war ich noch nicht so weit, ich habe das nur beobachtet. Mit sechzehn überkam mich die Idee von Marx und Engels. Nach wenigen Tagen war ich plötzlich rot, und wie rot." Er lachte fast.

„Mit dem Alkohol ging es bei mir erst los, als die Auseinandersetzungen mit Partei und Stasi begannen." Die furchtbaren Angstzustände, vor allem in Bautzen, hätten ihn in die Knie gezwungen. Und niemand, dem er trauen konnte. „Der Haftarzt war stur. Ich hätte mir das selbst eingebrockt und müsste damit nun auch fertig werden." Er machte eine Pause. Dann weiter: „Und später... Wer da rauskommt, der weiß, in welchem Staat wir alle leben. Der spricht nicht mehr." Wieder Pause. Jetzt spürte er die Wirkung seiner Worte. „Bisher habe ich über meine Lebensgeschichte kaum gesprochen. Jetzt, vor den vielen Tabletten, da habe ich noch einmal alles Revue passieren lassen. Lebensabschlussrechnung nannte ich das. Eine Bilanz. Gleichzeitig auch eine Art Beichte, nur vor mir selbst." Er verkrampfte sich. Kopfschüttelnd sah er mich an: „Keine Absolution. In allen meinen wichtigen Lebensentscheidungen hatte ich gründlich versagt."

„Waren Sie denn niemals beim Nervenarzt, hatten noch nie eine Therapie?" Bewusst wollte ich wieder etwas zur Medizin zurück. „Nein. Ärzte sind auch nur DDR-Bürger. Entweder haben sie Angst vor der Stasi oder sie gehören dazu." Kalt sah er mich an: „Sie kennen doch die Stasi: Kommen Sie zu uns, bevor wir zu Ihnen kommen." Ich brach das Gespräch ab. Es war mir einfach zu offen, zu riskant. Dieser Mann war Alkoholiker und dazu noch in einem psychischen Ausnahmezustand.

Bei der Visite am nächsten Morgen fragte ich die beiden anderen, ob sie wohl mit dem Neuen zurechtkämen. Der krebskranke Funktionär legte sofort los: „Der Mann ist nicht schlecht. Jetzt reißt er sich ja wieder zusammen. Wir müssen dafür sorgen, dass er wieder arbeiten geht. Wir haben nicht nur ein Recht auf Arbeit. Wir haben auch eine Pflicht zur Arbeit." Bei diesen Worten sah er seinen Zimmergenossen kurz an und war dann fertig mit ihm. Der andere Kranke behielt seine Meinung für sich. Nach der Visite setzte ich unser Gespräch vom Vortag fort.

„Sie haben zwei gesunde Hände. Sie könnten noch so manches aufbauen", wieder war ich provokant. Ihm gefiel das.

„Wes Brot ich ess, des Lied ich sing", war seine Antwort.

„Das ist tiefstes Mittelalter", hielt ich dagegen. „Dann wäre ich ja auch ein Funktionär dieses Staates."

„Ja", sagte er schmunzelnd, „Sie funktionieren doch."

„Ein Koch kocht. Ein Funktionär muss funktionieren, aber ein Arzt behandelt. Er behandelt kranke Menschen. Das hat vordergründig erst einmal nichts mit der Staatsform zu tun." Ich war etwas aufgebracht. Wer sich in der DDR ein Haus baut, unterstützt der denn gleich den Aufbau des Sozialismus? Im Allgemeinen hatte dieses Thema dann gleich noch einen bissigen Anhang: Ach, bist Du etwa auch zu feige, einen Ausreiseantrag zu stellen?

„Das ist eine Frage des Standpunktes." Dieses typische Funktionärsdeutsch, das warf er mir vor die Füße. Er duckte aber sofort etwas ab, hatte offenbar gespürt, dass er zu weit gegangen war.

„Sie verweigern die Arbeit, machen einen privaten Dauerstreik. Eigentlich schaden Sie sich doch nur selbst."

„Alle Räder stehen still, wenn Dein starker Arm es will!" Gewichtig hielt er inne, dann fuhr er fort: „In meinem Falle weicht der Text ein klein wenig ab. Die Stasi hatte mich direkt von meiner Maschine, von meinem Arbeitsplatz weggeholt. Ich konnte mich nicht einmal waschen oder umziehen." Klar und überzeugend sah er mich an: „Alle Räder stehen still, wenn die Stasi das so will." Er richtete sich auf: „Sie hatte das so gewollt, sie hatte es so bekommen und nun bleibt es so."

Etwas viel Theatralik, dachte ich und erwiderte: „Folgendes hat mir einmal ein Patient erzählt: Als Bauernsohn, hier am Stadtrand, interessierten ihn eigentlich nur die Pferde. Mit vierzehn musste er zum Volkssturm – mit Pferd und Wagen trat er den Dienst an. Nach dem Krieg landete er in Sibirien: Mehrere Jahre Lagerarbeit – immer mit Pferd und Wagen. Kaum wieder glücklich zu Hause, begann er sein neues Leben gleich wieder mit Stall und Pferd und Wagen. Mitte der Siebzigerjahre – er war Anfang vierzig – da hatten sie auch ihn soweit: Er musste sein letztes Pferd an die LPG abgeben. Er selbst holte es aus dem Stall heraus. Er führte es auf den Hof, hin zum Erfasser. Er trat vor das Tier und dort, direkt vor dem Pferd, ist er dann zusammengebrochen. Als er wieder zu sich kam, war sein rechter Arm gelähmt. Eine Ärztekommission musste ihn berenten. Mir sagte er später still und leise, für diesen Staat würde sich sein rechter Arm nicht mehr bewegen. Zum Abschluss öffnete er dann noch voller Stolz sein Hemd und zeigte mir eine übergroße Tätowierung auf dem Brustkorb – der Kopf eines Pferdes. Ein Russe habe ihm das gemacht. Und, er fügte hinzu, jetzt, als Rentner, habe er sogar drei Pferde im Stall."

Anerkennendes Lächeln meines Patienten.

„Und Sie?", drang ich wieder in ihn, „warum wehren Sie sich nicht?"

„Sie unterschätzen Bautzen."

Gänsehaut lief mir über den Rücken: „Wir müssen uns zurückhalten."

Schnell wechselte ich das Thema:

„Haben Sie ein Hobby?"

Er schwieg. Sicherlich hatte er irgendetwas.

„Sind sie gläubig?"

Wieder schwieg er.

„Es gibt hier ein kirchliches Heim für Behinderte, in welchem manchmal auch diejenigen Arbeit finden, die einen Ausreiseantrag gestellt haben."

Er sah auf den Boden und sagte nichts dazu. Dann aber doch: „Kommen Sie mir jetzt bitte nicht mit der Kirche."

„Ich will es einmal anders versuchen", bat ich ihn noch einmal um seine Aufmerksamkeit. „Sie sind Alkoholiker. Sie benutzen den Alkohol als angstlösendes Medikament. Ist es vielleicht ganz anders? Muss am Ende Ihr Krieg mit der Stasi herhalten, damit Sie ein Alibi für Ihr Suchtgebaren haben?"

Erschrocken sah er mir in die Augen, dann argwöhnisch lauernd.

„Oder anders gesagt: Sorgt König Alkohol für regelmäßigen Nachschub, indem er Ihnen ein Angstpflaster an Ihr Leben geklebt hat?"

Vorsichtig sah ich auf. Das war viel. Das war sehr viel. Das war harter Tobak. Verstanden hatte er aber meine These.

Kopfschütteln bei ihm. „Herr Doktor, sie haben keinen Schimmer von der Realität in der DDR." Auf weitere Diskussionen zu diesem Thema würde er verzichten wollen.

„Bitte, aber kein Redeverbot. Das kennen wir zur Genüge", kam mein Veto. Es war zu spät. Er hatte faktisch die Sitzung schon beendet. Auch am darauffolgenden Tag war er nicht mit Enthusiasmus dabei.

Vom ersten Tag an hatte er eine mobilisierende Physiotherapie erhalten. Nun begann – wie anfangs abgesprochen – die Arbeitstherapie. Sie war mit der Kaderabteilung unseres Hauses vereinbart worden und es hätte eventuell sogar eine Wiedereingliederung folgen können. Er stimmte zu. Er war nicht begeistert, aber er würde sich bemühen. Das wollte er auch wirklich. Das spürte ich. Zwei Stunden waren vorgesehen für Pflegearbeiten an den Blumenbeeten im Vorgarten des Krankenhauses. Ganz zufällig sah ich aus dem Fenster. Der Patient stand in einem fabrikneuen Overall in einer vollen Blumenrabatte. Er schärfte mit einer viel zu großen Feile das Blatt einer kleinen Hacke. Mit unnötig ausschweifenden Bewegungen begann er zu hacken, nicht kontinuierlich, mal schneller und mal wieder irgendwie gebremst. Nach wenigen Minuten sah ich erneut zu ihm hin. Er stand zwischen den Rosen und hielt inne. Mit dem Handrücken wischte er über die Stirn. Dann formte er die Hand zu einem Sonnenschutz und sah in die Weite. Der Wind spielte in seinem Schläfenhaar. Sein Brustkorb ging auf und ab. Der Mann war gut gebaut. Eine kräftige Statur. Begünstigt also von der Natur. Nicht nur körperlich. Dieser Mann wirkte überlegen, gleichmütig, souverän. Eine ganze Weile stand er so da, einer Statue ähnlich. Doch dann: Man kann körperlich noch so fit sein. Um eine Arbeit zu erledigen, bedarf es mehr. Die Frische fehlte dem Mann, der Schwung, die Dynamik. Seine Mimik und Gestik und seine Art zu arbeiten, all das schien geradezu gedämpft. Eine Schwere lag über ihm. Und ein Ziel, einen Drang oder einen Willen – davon konnte ich überhaupt nichts erkennen. Jetzt erst, in diesem Moment, war für mich die Leere zu spüren, ein Nichts. Etwas, das niemals mehr werden würde. Ein Bedauern überkam mich, ein tiefes Mitgefühl. Dieser Mann, so fühlte ich, war krank, unheilbar krank. Krebskrank – und zwar an seiner Seele. Ein Schauder ging über meinen Rücken. Ich ging einen Schritt zurück. Dankbar stellte ich fest, dass ich Internist und nicht Psychiater geworden war.

„Kommen wir noch einmal zu ihren Ängsten zurück", leitete ich die nächste Sitzung ein. „Es ist mir einstweilen egal, ob Stasi oder nicht, ob Henne oder Ei. Diese tiefe Herzensangst ist therapiepflichtig. Sie sollten unbedingt behandelt werden. Ich würde einen Psychiater unseres Hause um Rat bitten."

„Ich möchte keine Medikamente einnehmen. Bei meiner täglichen Zwangspille in Bautzen hatte ich mir geschworen: Niemals wieder eine Tablette!" „Bleiben Sie denn auch heute noch dabei? Das ist doch so viele Jahre her." Ich war verwundert.

Er, ganz in Verteidigung: „Ich frage Sie: Hat sich bei uns irgendetwas geändert? Kann ich, können Sie nicht morgen schon in Bautzen sein? Sie können jederzeit abgeholt werden. Sie bekommen keinen Rechtsanwalt. Sie kommen nicht vor Gericht. Sie bekommen kein Urteil. Sie sind kriminellen, sadistischen Wärtern und Häftlingen ausgesetzt…" Er wollte weiter aufzählen, meinte aber wohl, dass es reichte.

„Und wie wird es werden?", ich war beinahe kleinlaut geworden.

„Ich warte", sarkastisch schmunzelte er, „bis ich fünfundsechzig Jahre alt bin. Als Rentner kann man in den Westen."

„Es heißt, wer in der DDR nicht zurechtkommt, kommt im Westen auch nicht zurecht."

Fast sprang er hoch: „Ein Spruch, den die Stasi-Leute für Menschen wie Sie erfunden haben!"

Jetzt setzte er sich wieder, wenn auch weiter angespannt: „Die ganze Gesellschaft ist schizoid. Alle sind sie offen verlogen. Die da ganz oben wie die einfachen Leute. Muss man unter solchen Menschen glücklich sein? Darf man das?"

„Die DDR, das Land der zerstörten Persönlichkeiten", gab ich zugespitzt zu bedenken.

„Wir sind jetzt fast achtundzwanzig Jahre eingemauert. Wie, denken Sie, sieht die Persönlichkeit eines Häftlings nach achtundzwanzig Jahren Knast aus? Sehen Sie sich doch einmal um: Dreckige, kaputte Straßen, verfallene Häuser, die verschmutzte Oder, die verpestete Luft, alles grau in grau." Er fand sich überzeugend.

„Ich möchte das Gespräch jetzt abbrechen. Ich werde meine Meinung hier nicht mit Ihnen ausdiskutieren. Sie können sich denken, warum."

Eigentlich schade, dachte ich. Der Mann bringt Fakten auf den Tisch und er bringt es auf den Punkt. Es war der Freitagnachmittag vor Pfingsten. Vorsichtig bat er um Pfingsturlaub. Kategorisch lehnte ich ab.

„Ich kann in Ihnen noch keinen Hoffnungsschimmer erkennen, nicht einmal Hoffnung ohne Hoffnung. Ich denke, Sie würden rückfällig werden."

Er sagte nichts und hatte wohl ohnehin mit einer Ablehnung gerechnet.

Dann der Pfingstsamstag. Ich hatte Dienst. Der Patient kam mir unruhig vor. Ich sprach mit ihm, versuchte ihn zu verstehen, fragte schließlich auch nach seiner Exfrau. Ein Stoßseufzer, dann Kopfschütteln und Lächeln: „Im Gerichtsurteil war als Grund für die Scheidung angegeben, ich würde die Erziehung unseres Sohnes zu einer sozialistischen Persönlichkeit behindern." Wir lachten beinahe laut.

Der Kardiologe, mein Freund, hatte ebenfalls Dienst. Ich weihte ihn in die Gespräche mit dem Patienten ein. „Sei vorsichtig", mahnte er, „gerade bei einem Alkoholiker." Und schmunzelnd hinterher: „Wir sind es nicht gewohnt, dass man uns den Spiegel vorhält. Das ist mutig. Vor zehn Jahren wäre es undenkbar gewesen. Eine neue Zeit bricht an."

„Was sagen denn die Neurologen?", wollte er noch wissen.

„Entlassung."

Ich hing an dem Mann. Es reizten mich die Gespräche. Andererseits drückte mich ein Gefühl, als wäre ich ihm etwas schuldig, eine Art Wiedergutmachung.

„Der Mann gehört zu der Gruppe: Bleibe im Lande und wehre Dich täglich. Davon gibt es eine ganze Menge Leute bei uns. Die brauchen wir jetzt ganz dringend. Unsere Familie gehört auch dazu – natürlich sehr, sehr abgemildert. Du aber nicht. Ihr wolltet schon immer unbedingt nach dem Westen, habt Euch nur nicht getraut."

„Nein, nein", unterbrach ich ihn. „Das stimmt schon lange nicht mehr."

Über meinen Einwand ging er wortlos hinweg. Er fuhr einfach fort: „Drüben im Westen wäre Dein Alkoholiker wahrscheinlich ganz gut vorwärtsgekommen. Hier geht er unter." Er fühlte mit. „Eine historische Tragik ist das. Solche Menschen müssten die da oben unbedingt ziehen lassen – sogar im eigenen Interesse. Aber diese borniertes Funktionäre kommen ja nicht einmal auf die Idee, darüber nachzudenken. Warum auch? Was ist denen ein Menschenleben wert? Andererseits, wir wissen alle: Kaum eine Welt, in der Michael Kohlhaas ungestraft leben kann."

Der Kardiologe verstand mich. Dann sagte er: „Es ist Pfingsten. Sei nicht so streng und gib ihm Urlaub. Was Du erreichen willst, das geht sowieso nicht ohne den Heiligen Geist." Wir lachten über uns.

Irgendwann war Musik vom Blütenfest im Nachbardorf zu hören. Bis ins Krankenhaus. Nochmals kam ein Urlaubsantrag. Kleinlaut. Kleinlaut auch meine Ablehnung. Ich blieb dabei. Warum, weiß ich bis heute nicht. Dann gab es eine Unruhe auf der Station. Erst später wurde bemerkt, dass der Patient verschwunden war. Am nächsten Morgen musste ich in aller Frühe zur Rettungsstelle: Da lag er mit schwerer Alkoholfahne. Beim Aufwachen stellte er fest, dass er rechts nichts mehr sehen konnte. Augenarzt, Röntgenologe, Unfallchirurg und Neurologe kamen – und die Diagnose: Schädelbasisfraktur mit Augennervenverletzung. Sofort erfolgte die Verlegung nach Berlin in die Charité. Noch am Pfingstsonntag wurde operiert. Eine Woche später Rückverlegung. Ergebnis: Nulla lux. Kein Visus rechts. Der Sehnerv war tot. Abgerissen oder durchtrennt von Knochensplittern. Sechs Tage lang blieb der Mann noch in unserer Klinik, dann war er verschwunden. Verabschiedet hatte er sich nicht.

Einige Tage später fuhr ich morgens vor meinem Dienst durch die Straße, in der er wohnte. Leere Flaschen vor mehreren Häusern – so wie er gesagt hatte. Nachbarn hatten sie für ihn bereitgestellt. Es war, als hätten sie Vogelfutter ausgelegt. Diese Flaschen tauschte er in einem kleinen Lebensmittelladen ein. Etwas Brot und Butter und Alkohol. Davon lebte er.

Doch dann aber erschütternd: Noch am selben Tag der Schrecken in Peking. Auf dem Platz des Himmlischen Friedens waren weit über eintausend Studenten erschossen worden. Es war furchtbar. Wieder und wieder musste ich an die Ängste meines Patienten denken. Und in den Medien der DDR: Mal um Mal wurde in üblicher Weise dieser Aufstand heruntergespielt, verfälscht dargestellt und kriminalisiert. Unerträglich dann aber noch, dass die sogenannte chinesische Variante – das Niederschießen einer Demonstration – in die DDR-Propaganda aufgenommen wurde. Eine Drohung an das eigene Volk. Unverhohlen. Wütend die einen. Erschrocken und untröstlich selbst viele Genossen. Immer aber noch alles hinter vorgehaltener Hand. Keine offene Konfrontation.

Weiter dann im Spätsommer: Die Grenzen in Ungarn fielen. Die Flüchtlinge der Prager Botschaft wurden befreit. Erste Montagsdemos in Leipzig. Überall knisterte es. Die Hoffnung wuchs und wuchs – und sie mobilisierte. Missstände bei Partei und Regierung wurden aufgedeckt, offen benannt, empört geächtet. Erste Forderungen wurden laut. „Wir sind das Volk", der legendäre Ruf. Die Machthaber erstarrten. In dieser Situation bewarb ich mich als Referent mit einem freien Thema für die Weiterbildung von Medizinern. Vor etwa einhundert Ärzten konnte ich dann über meinen Patienten berichten. Ganz besonnen formuliert, stellte ich seine Krankengeschichte vor und sprach über Depressionen. In seinem psychischen Verhalten schilderte ich ihn als unnachgiebig gegenüber der Staatsmacht. Dazu die soziale Ausgliederung mit ihren Folgen. Solche Menschen kenne doch jeder von uns. In der Zusammenfassung bezeichnete ich diesen ganzen Komplex der Störungen als einen „Morbus DDR". Der Begriff war eine Neuschöpfung von mir. Mit einem Namen versehen waren die Folgen der menschenverachtenden Haltung in der DDR jetzt plötzlich existent, kein Tabu mehr. Wild wie Stiere auf ein rotes Tuch reagierten leitende Ärzte und Parteikader aus der ersten Reihe. Sie nahmen meinen Vortrag unter Beschuss, wurden bald auch persönlich, beleidigten mich. Mutig plötzlich ein klares Ja von mehreren jüngeren, aber schon gestandenen Ärzten. Als deren Zahl immer größer wurde, zogen sich die Genossenärzte zurück. Sie verstummten. Erstmalig. Allmählich gab es immer mehr Befürworter. Und sie bekamen Applaus von vielen Zuhörern. Fröhliche

Unruhe breitete sich aus. Gelächter. Ein frischer Wind ging durch den Saal, eine wahre Aufbruchsstimmung. Ich dachte an meinen Patienten. Hätte es ihn wohl mitgerissen?

Das Kriegsopfer

Er war 1916 in eine gutsituierte Kaufmannsfamilie hineingeboren worden. Wohlbehütet wuchs er auf, absolvierte die Schule, lernte selbst Kaufmann und erhielt bei seinem Lehrmeister eine Anstellung. 1937 hatte er geheiratet, eine eigene Wohnung genommen und war noch im selben Jahr Vater eines Sohnes geworden. Er verschlang Bücher und war ein begabter Klavierspieler. 1938 wurde er zur Wehrmacht eingezogen, seit 1940 diente er als Soldat im Krieg, überwiegend an der Front.

Die Nazis hatten der Familie von Anfang an nicht zugesagt. Als der Krieg begann, waren die meisten Familienmitglieder eindeutig gegen sie und seit dem 22. Juni 1941, dem Einmarsch in die Sowjetunion, fühlten sie tiefe Abneigung, waren teilweise entsetzt. Dennoch gab es in der Großfamilie NSDAP-Mitglieder, Mitläufer. Er selbst gehörte nicht zu ihnen. Fünf Jahre lang war er nun in diesem Krieg, hatte Tausende von Kilometern zurückgelegt, war durch halb Europa gekommen. Viel Unheil hatte er gesehen, zum Teil auch selbst mit angerichtet. Niemals sprach er über die Menschen, die durch ihn zu Tode gekommen waren. Die im Krieg gemachten Erfahrungen drückten ihn. Dieses Sinnlose, dieses Schreckliche. Ein Ende war nicht abzusehen. Zuletzt noch die vielen verlorenen Kämpfe. Das Chaos. Viele Freunde waren gefallen, zwei seiner Brüder waren tot.

Schon früher war er zeitweise in traurige Stimmungen verfallen. „Du denkst zu viel“, hatte seine Mutter gesagt. Jetzt aber nagte und bohrte seit Wochen eine Stimmung in ihm, wie er sie noch nicht kannte. Das Leben war kaum noch zu bewältigen, es war ihm fast schon zuwider. Am 16. März 1945 war die ganze Abteilung in der Nähe von Greifenberg in Hinterpommern von der Roten Armee überrollt worden. Nichts, was sie dieser Übermacht hatten entgegensetzen können. Ihm und drei Kameraden gelang es, sich aus dem

Schussfeld zu entfernen. Mindestens zwei Kilometer liefen sie um ihr Leben, tief hinein in einen schützenden Wald. Dann ruhten sie aus. Keuchend lagen sie platt auf dem gefrorenen Boden. Erschöpft, zermürbt, ausgebrannt. Nicht lange danach suchten sie vom Waldrand aus mit dem Feldstecher den Horizont ab: Hunderte von Soldaten der Roten Armee. Ungeordnet, etwa einen Kilometer entfernt. Sie hielten direkt auf die vier zu. „Wir ergeben uns", sagte er, Befehle oder Dienstränge, alles das außer Kraft setzend. Nichts galt mehr. „Wir ergeben uns – mit Waffen und Schulterstücken." Er wollte einfach nicht mehr. Er wollte nicht mehr und er konnte nicht mehr. Darauf stand die Todesstrafe. Das wusste er. Trotzdem, er konnte nicht mehr. Die anderen drei akzeptierten. Ruhig gingen sie den Russen entgegen, jeder irgendein Stück von einem weißen Tuch schwenkend. Und tatsächlich, es fiel kein einziger Schuss. Die Russen zogen einfach an ihnen vorüber. Erst nach langen Minuten wies sie jemand auf Deutsch an. Ein LKW sammelte sie auf. Dessen Ladefläche war schon besetzt mit Wehrmachtssoldaten, überwiegend Rumänen. Ein jämmerlicher Anblick. Gesprochen wurde nicht. Es war auch verboten. Sie fuhren eine ganze Weile. Schließlich wurde gehalten, bald darauf angetreten zu je vier Mann und aufgeschlossen zu einer weiteren Gruppe. Insgesamt waren sie wohl achtzig Mann. Die Befehle kamen jetzt auf Russisch. Angespannte Stille. In Viererreihen marschierten sie etwa einen Kilometer. Irgendwann standen sie vor einer Grube, vielleicht drei mal zehn Meter groß, mannstief. Der Boden war bedeckt mit toten deutschen Soldaten. Einer bewegte sich noch. In gebrochenem Deutsch gab es knappe Anweisungen. Stumm und stupide, fast wie Tiere, traten jeweils vier Mann vor bis an den Rand der Grube – und dann Feuer. Kaum eine Minute, dann die nächsten Vier. Die Todesschützen, es waren acht Mann in langen russischen Mänteln, standen wortlos und ganz eng beieinander. Sie wirkten wie eine Masse und sie schossen wie aus einem Rohr. Der Befehl aber, der kam von einem kleinen dicken russischen Offizier. Er stand wohl drei Meter abseits. Mit einer riesigen Tellermütze auf dem Kopf und einem breiten Ledergürtel über dem Mantel spielte er sich entsetzlich auf. Er ruderte mit seinen kurzen Armen, fuchtelte eigenartig mit den Händen umher, er schnaufte dabei und spuckte um sich herum. Seine Befehle, die krähte er regelrecht heraus. Er, dieser Natschalnik, zelebrierte geradezu das Massaker, und das mit hämischer Freude. Das war nicht etwa die Rache eines Mannes, dem die Deutschen mit all ihrer grausigen Gewalt die Seele zerrissen hatten. Dreist genoss er, wie diese Soldaten in ihren Vierergruppen erschossen wurden. Manchmal schoss er selbst noch mit seiner Pistole den Hinunterstürzenden hinterher. Ein Sadist. Ein Mörder. Mindestens zehn Mal erlebte er dieses Töten. Und immer wieder dieser menschenverachtende Offizier mitten drin und hin und her. Diabolisch. Häme und Tanz. Häme und Hölle. Als die Reihe an ihn kam, ging er ein, zwei Schritte auf den Schlächter zu, verzog eine Grimasse und spuckte ihm voll ins Gesicht. Zischelnd sandte er noch ein paar der übelsten und schlimmsten russischen Flüche hinterher. Ein langgezogener Schrei des dicken Kommandeurs. Aschfahl sein Gesicht. Ein Soldat aus dem Kommando der Schützen kam dem Offizier zu Hilfe. Ein wuchtiger Kolbenschlag traf ihn am Kopf. Er torkelte gerade noch zur Reihe der Todeskandidaten zurück und sank dann ganz allmählich in sich zusammen. Den Feuerbefehl hörte er noch, in weitem Raum verhallend. Ohne Schmerz und ohne Angst traf ihn ein dumpfer Schlag auf den Brustkorb, als eine angenehme Beschleunigung empfindend. Als er wieder zu sich kam, sah er vier der Soldaten über sich am Grubenrand. Ungezielt hielten sie mit einigen Gewehrsalven zwischen die Leichen. Plötzlich erschien das Gesicht des Offiziers, noch immer etwas bleich und spitz vor Wut. Die Blicke der beiden trafen sich. Wieder dieser schrille Schrei. Mit dem linken Zeigefinger wies er auf seinen Widersacher, mit rechts zog er die Pistole aus der Seitentasche. Triumphierend lud er durch und entsicherte – alles langsam und demonstrativ. Um innere Ruhe bemüht, senkte er herausfordernd den Revolver, bis er haargenau das Herz seines Todeskandidaten im Visier hatte. Er machte eine Pause, schluckte, sah ihm in die Augen. Er sah in den zitternden Pistolenlauf, der genau auf sein Herz gerichtet war. Er sah die Visage des Offiziers. Einen weiteren Fluch wurde er noch los. Dann drückte der wütende Offizier ab. Das Mündungsfeuer konnte er noch nach den vielen Jahrzehnten beschreiben, ebenso den dumpfen Schlag vorn auf die Brust. Diesmal höllisch, ein Vernichtungsschmerz, sekundenlang, danach nichts mehr. In der folgenden Nacht wachte er auf. Lange Zeit brauchte er, um sich überhaupt zu orientieren. Die unerträgliche Kälte war es, die ihn trieb. Alles klebte von geronnenem Blut. Seine ganze Kraft nahm er zusammen. Er befreite sich von den starren Toten über sich. Schließlich stand er wieder am Rand der Grube, an derselben Stelle, mit röchelnder Atmung, immer noch frisches Blut im Mund. Er taumelte. Kalter Schweiß tropfte von der Stirn. Der Unterkiefer war ihm gebrochen, die rechte Hand schmerzte. Als er hinuntersah, schauderte es ihn. Ein Massengrab. Er musste beten – für die Toten, nicht für sich. Nach vielleicht einem Kilometer in mühsamem Fußmarsch griff ihn eine Milizstreife auf. Es waren Polen. Nur das viele Blut schützte ihn. Wie gelähmt die Männer. Sie gaben ihm sogar Wasser. Am Ende landete er in einem Lager in Sibirien: eines der geheimen Todeslager – so jedenfalls wurde er von den Insassen empfangen. Hier im Block konnte er bei besonderem Räuspern und Würgen, bei einem Schlag auf das Brustbein oder in einer ganz bestimmten Körperlage Blut hervorhusten – nach Belieben. Irgendwann wurde das zu einem Grund für eine Wette. Dies hatte jemand dem Lagerkommandanten gesteckt, dessen Schwager ein berühmter Medizinprofessor in Omsk war. In der medizinischen Akademie von Omsk bekam er eine Art Ehrenplatz, weil, wie es hieß, in seinem Herzen eine Kugel steckte. In großem Kreis von Ärzten diskutierte man über ihn. Studenten waren auch dabei. Am Ende meinte der Professor, die Kugel würde nicht im Herzen, sondern außen, am Herzbeutel, liegen. Sie würde weiter wandern, mit jedem Atemzug, wenn auch nur um ein Millionstel eines Millimeters. Die Spitze zeige die Richtung an: das Herz. Würde das Projektil den Herzmuskel durchbohren, so hätte das seinen Tod zur Folge. Eine Operation käme nicht infrage. Plötzlich stand er auf der Entlassungsliste.

Diesen Mann hatte ich mir in meine Praxis bestellt, ihn zu begutachten. Wie viele andere auch hatte er gleich nach der Wende die Anerkennung als Kriegsopfer beantragt. Mich interessierten die Erlebnisse dieser Männer. Ich hatte schon viele von ihnen untersucht und beurteilt. Ein großer, stattlicher Mann trat in mein Sprechzimmer, aufrecht in seiner Haltung, freundlich-klar in seinem ganzen Wesen. Aus einem etwas geröteten faltigen Gesicht strahlten hellblaue Augen. „Ein Kind im Manne", dachte ich, war umso mehr gespannt. Wir begrüßten uns, als wären wir Freunde. Ausgelassen sprach er über sein jetziges Leben. Stolz und auch dankbar trat er auf. Stockend dann aber die ersten Sätze über seine Erlebnisse im Krieg und in den Lagerjahren. Die Nähe zum Tod muss im Lager allgegenwärtig gewesen sein, und nach seiner Entlassung wurde in der DDR dafür gesorgt, diese permanente Todesangst weiter zu unterhalten. Über mehrere Jahre hindurch wurde er immer wieder bedroht und erpresst und so auch gefügig gemacht.

Der Lauf der Geschichte verlangte nun von dem Mann schier Unmögliches: Er sollte seine Erlebnisse wahrheitsgetreu offen kundtun. Dabei hatte er doch das durchgemachte Martyrium tief im Innern für immer verschlossen und versteckt gehalten. Ganz behutsam gingen wir gemeinsam vor. Und wir kamen voran. Zum einen trieb ihn meine Neugier, andererseits befreite ihn das Gespräch. Zum Schluss schmunzelte er über sich selbst. Er hatte zu seiner eigenen Verwunderung mehrere kleine Details aus seinem Gedächtnis zurückgeholt. Später würde er sie aufschreiben.

Die anschließende körperliche Untersuchung ergab keine Überraschungen. An seinen Narben konnte ich all die Verletzungen gut nachempfinden. Links in der Mitte durch den Brustkorb hindurch die Spuren von der Exekution: Ein- und Ausschuss. Und dann winzig nur, ein heller, glatter, geschlossener Hautdefekt, rechts neben dem Brustbein, kaum zu erkennen: Hier war die Pistolenkugel des teuflischen Offiziers eingedrungen. Nebenbefundlich die reizlosen Narben im Gesicht und an der rechten Hand. Im Übrigen internistischen Körperstatus altersgerechte Organbefunde. Die Werte der Lungenfunktion lagen sogar oberhalb seiner Altersnorm. Im EKG unauffälliger Kurvenverlauf. Schließlich saßen wir uns wieder gegenüber. „Haben Sie irgendetwas Schriftliches dazu?", wollte ich wissen. In seinen Unterlagen befanden sich keinerlei Dokumente von früher. „Schriftliches nicht!" Er lächelte und zog eine kleine vergilbte Tüte hervor. Sie enthielt mindestens dreißig kleine glattrandige Schnipsel eines Röntgenbildes. Die Aufnahme hatte er sauber zerschnitten, um sie mitnehmen zu können. Umständlich begann er, die vielen Teilchen zu sortieren. Ich half ihm. Nicht lange und wir hatten gemeinsam sein komplettes Röntgenbild der Brustorgane zusammengesetzt, zusammengepuzzelt. Hell und klar leuchtete uns links oben das Datum entgegen. Es war dies der 20. November 1948. Darunter gerade noch zu erkennen: Omsk, handschriftlich, in kyrillischen Buchstaben. Auch seine Personalien waren noch lesbar. Obwohl ziemlich zerkratzt, auf dem Bild fiel sofort das Projektil einer Pistole ins Auge. Die Spitze des Geschosses zeigte zum Herzen hin und hatte dieses auch kontaktiert. Verwundert sah ich den Mann an. „Dieses Bild hat mir das Leben gerettet", sagte er nachdenklich. Eine Pause entstand. Ich verkürzte sie: „Es gibt noch eine Tüte voller Vergangenheit von ihnen." Seinen Unterlagen entnahm ich die Tüte mit seinen Bildern von den Volksröntgenreihenuntersuchungen aus der DDR-Zeit. Sie stammten aus den Jahren 1963 bis 1983. Mitarbeiter des Gesundheitsamtes hatten sie mir aus dem Archiv zukommen lassen. Gemeinsam ordneten wir diese winzigen Schirmbildaufnahmen nach ihrem Datum und klemmten sie der Reihe nach am Lichtkasten fest. Sie ähnelten den einzelnen Teilchen seiner zerschnittenen Aufnahme. Bereits auf dem ersten Bild, demjenigen von 1963, war eindeutig zu erkennen, dass das Projektil sich gedreht und verlagert hatte. Es befand sich etwa drei Zentimeter rechts neben dem Herzen und seine Spitze deutete ganz klar nach oben zum Lungenoberlappen hin. In den zwanzig Jahren dieser röntgenologischen Verlaufserie war das Projektil durch die rechte Lunge gewandert, und zwar vom Unterlappen bis hoch in die Lungenspitze, kontinuierlich nach oben, kopfwärts. Nirgends hatte es bei dieser Wanderung Spuren einer Zerstörung hinterlassen. „Kommen Sie, wir sehen uns noch die Großaufnahme von heute an." Begeistert nahm ich ihn am Ärmel und führte ihn vor die Röntgenplatte. Gemeinsam sahen wir: Das Geschossteil der Pistole lag immer noch im oberen Drittel der rechten Lunge, war also in den letzen Jahren nur unwesentlich weitergewandert. Mit seiner Spitze zeigte es auch jetzt nach oben. Die übrige Lunge, das Herz und die knöchernen Anteile waren unauffällig. Befreit atmete er tief durch. „Für meinen langen Atem war ich mein ganzes Leben hindurch bekannt."

Die Begutachtung schloss ich ab mit einem Votum für die Anerkennung als Kriegsopfer. Ein wesentlicher Körperschaden fand sich nicht.

Der Lehrer

„Kann ich Sie einen Moment sprechen?" Barsch und ohne anzuklopfen betrat ein wildfremder Mann mein Dienstzimmer. „Bitte", sagte ich mit einem Blick auf die Zimmerschwester hinter ihm. Die hatte er offensichtlich eingeschüchtert und das wollte wirklich schon etwas heißen. „Ich komme zu Ihnen zur Behandlung. Ich kann aber unmöglich in einem Neunbettzimmer liegen. Ich bin Direktor einer großen Schule. Ich brauche wirklich meine Ruhe." Ich. Ich. Ich. Vorsichtig ging ich einen Schritt zurück: Schlips und Kragen, helle Hose – auf Kante gebügelt, braune italienische Schuhe. Und der Blickfang: hellbraune Westwildlederjacke mit leuchtendem Parteiabzeichen – provokant für einen Genossen im Jahre 1970. Das Haar war getönt, passend zur Jacke. Er öffnete eine kleine lederne Aktenmappe und holte seinen Einweisungsschein hervor: dekompensierte Leberzirrhose.

Ich sah auf. Alkoholiker, fünfzig Jahre. Geschätzt hätte ich ihn auf mindestens sechzig.

„Es sind alle Betten belegt. Ein Patientenroulette stiftet immer nur Unfrieden", erwiderte ich, mehr um der Schwester beizustehen.

„Ich bitte Sie", quetschte er zwischen seinen Zähnen hervor. Dann noch einmal: „Bitte!" Das „e" betonte er so energisch, dass ich „bitter" heraushörte.

„Geduld", erwiderte ich. „Irgendwie werde ich ein Bett für Sie finden."

Und er, leise: „Danke." Drehte sich um und ging.

Am Nachmittag untersuchte ich ihn: Gelbsucht, Wasser in Bauch und Beinen, allgemeine Muskelatrophie, aufgetriebene Venen unter der Bauchhaut. Alles Hinweise auf das Endstadium der Erkrankung. Dann horchte ich Herz und Lungen ab: unauffällig. Aber dann. Was war denn das: Ganz unscheinbar unter der linken Achselhöhle am Oberarm ein eintätowiertes A für seine Blutgruppe. Der Mann war SS-Mitglied gewesen: brutale Menschenverachtung, Folter, Mord. Und in mir: Schamgefühl, Deutscher zu sein. „Ich habe gebüßt", sagte er, und weil ich skeptisch blieb: „Sie sind schweigepflichtig."

Ich ging zum Chef. Nach nur wenigen Minuten hatten die zwei Männer – beide Jahrgang 1920 – festgestellt, dass sie anfangs in derselben Division gekämpft hatten. Und was passierte dann: Sie rühmten sich mit ihren Kriegserlebnissen. Sprachlos ging ich an meine Arbeit. Ich weiß noch genau, dass ich am selben Abend eine ganze Flasche Wein für mich allein brauchte.

Einen Tag später die Laborwerte: schwerste Leberzerstörung. Komplettes Leberversagen. Dazu ein infektiös-toxisches Blutbild. Biochemisch eindeutig: das Vollbild einer Katastrophe. Entsprechend der Kranke: Kaum war er im Bett, fiel alles Gehabe von ihm. Er sank tief und tiefer in seine Kissen, seine Stimmung trübte sich zusehends ein. Jetzt bat er um Unterstützung bei den kleinsten Verrichtungen, bald sogar flehentlich, verzweifelt.

„Sie sind schwer krank", sagte ich zu ihm. Und innerlich: „Krankheit ist keine Strafe." Mehrfach wiederholte ich mir das.

Nachmittags dann die Ehefrau: von Anfang an sympathisch. Zehn Jahre jünger als er, blond, rundlich, liebevoll. Eine russische Matrjoschka, vielleicht etwas feiner. Ich erklärte ihr die Befunde ihres Mannes. Sie erschrak zutiefst. Fast musste ich sie stützen. Tags darauf bat ich sie in unser Arztzimmer. Wir redeten lange miteinander. Seelenruhig malte inzwischen ihre zehnjährige Tochter an einem Tisch auf dem Flur. Ich wollte mehr wissen über ihren Mann, den Direktor, diesen Menschen.

„Seit wann trinkt Ihr Mann?" Immer vorsichtig anfangen.

„Ich habe ihn so kennengelernt", antwortete sie. „Das war 1951. Er war frisch aus Moskau gekommen und sofort als Direktor in unserer Schule eingesetzt worden." Sie hielt einen Moment inne. „Es war Liebe auf den ersten Blick", fügte sie hinzu und verlor sich in Erinnerungen.

„Ist das Ihr einziges Kind?"

„Ja", sagte sie. „Mein Mann hat noch einen Sohn in Moskau. Igor. Der ist jetzt zweiundzwanzig. Wir halten Kontakt und schicken hin und wieder ein paar Sachen."

„Wie lange war er in Moskau?"

„1944 ist er desertiert und im Nationalkomitee Freies Deutschland aufgenommen worden. Danach kam er nach Moskau." Sie sah mich freundlich an: „Fragen Sie ihn doch selbst."

„Hat Ihr Mann auch am Tage getrunken?"

„Selten. Er war ja Direktor."

„Und am Wochenende?"

„Mittags gab es ein Glas Wein zum Essen." Sie setzte sich gerade auf. „Wir waren ein sehr offenes Haus, in dem auch immer viel gelacht wurde." Unsicher sah sie zu mir herüber: „... und natürlich auch getrunken." Dann eine Pause. Sie stützte ihre Ellenbogen auf die Knie und beugte sich nach vorn. Sie schnäuzte sich.

„Bis vor wenigen Wochen habe ich gar nicht gewusst, dass wir Alkoholiker sind." Tränen.

„Haben Sie denn auch getrunken?"

„Natürlich trinkt man mit. Es war ein wunderschönes Leben. Zwanzig Jahre lang. Dann passierte das Schreckliche. Vor vier Wochen, da hat mein Mann plötzlich Blut erbrochen. Es kam nur so aus ihm heraus. Das ganze Bett. Grauenvoll. Den Anblick werde ich nicht mehr los." Wieder Tränen. Schluchzend dann: „Seither sprechen wir überhaupt erst von seiner Leber. Trotzdem, ich habe nicht geahnt, dass es so schlimm um ihn steht." Sie sank in sich zusammen: „Er ist doch erst fünfzig."

„Es ist sehr ernst", sagte ich. „Die Leber ist praktisch zerstört."

„Kann man denn gar nichts mehr machen?" Das Weinen ergriff die ganze Frau.

Ich stand auf. „Ich lasse Sie einen Moment allein, dann gehen wir zu Ihrem Mann."

Ich ging über den langen Flur. Immer noch saß die kleine Blonde ruhig am Tisch. Mit den unterschiedlichsten Farben malte sie akribisch kleine Karrees aus. Ein sehr warmes, fröhliches Bild war im Entstehen. Wenig später holte ich die Frau wieder ab. Wir gingen zu ihrem Mann. Schwer atmend lag er im Bett und starrte die Decke an. Nur allmählich fixierte er uns. Kraftlos und ganz langsam richtete er sich auf. Ein paar belanglose Worte. Die Frau hantierte an seinem Nachttisch. Sie ließ sich nichts anmerken. Ich verabschiedete mich.

Am nächsten Vormittag klopfte eine junge Frau an meine Tür. Ich bat sie herein. Sehr freundlich grüßte sie und stellte sich mit Namen vor.

„Ich bin eine Berliner Freundin des Direktors", sagte sie erwartungsvoll. „Könnte ich wohl etwas Näheres über ihn erfahren?"

Eine mittelgroße, sehr angenehme Frau, vielleicht dreißig Jahre alt, zart in der Statur, zart im Äußeren, zart im Auftreten. Ihr blondes Haar hatte sie streng nach hinten gekämmt und im Nacken zu einem Knoten gebunden. „Pfarrfrau mit Glaubensfrucht", nannten wir als Kinder diese Art, die Haare zu tragen. Hier aber war es wundervoll gelebter Jugendstil.

„Gehen wir hin zu ihm und sprechen wir miteinander." Ich wies zur Tür, ließ ihr den Vortritt. Auf dem Flur zu meiner großen Überraschung: Am selben Tisch und auf demselben Stuhl saß wiederum ein blondes Mädchen und auch dieses malte, und zwar in demselben Heft.

„Das ist meine Tochter Lucie", erklärte mir die Frau, als sie mein Erstaunen bemerkt hatte. Die Kleine sah kurz auf, drehte dezent ihren Kopf zu mir, ließ sich aber weiter nicht stören. Der schwerkranke Mann saß nun aufrecht in seinem Bett, als wollte er Hof halten. Er strahlte, bescheiden zwar, aber doch verräterisch genug.

„Dies ist meine liebe Freundin aus Berlin", er lächelte sie an, griff ihr um die Taille und zog sie näher an sich heran. „Meine Frau weiß davon." Das war extra für mich.

„Sie müssen öfter kommen", schmunzelte ich. Nachdenklich nickte sie. Er drückte immer wieder ihre Hand. Auf seine Bitte hin sprach ich mit der Berlinerin. Dazu nahm ich das Krankenblatt, ging mit der Frau in das Arztzimmer und erklärte ihr die Zusammenhänge. Als sie die ungünstige Prognose vernommen hatte, starrte sie vor sich hin. Dann nahm sie ein kleines weißes Tuch aus ihrer Handtasche, tupfte vorsichtig ihre Tränen aus den Augen und bedeckte mit beiden Händen ihr Gesicht. So verharrte sie.

„Sie müssen schon entschuldigen", schluchzte sie, einem kleinen verletzlichen Mädchen gleich. „Damit hätte ich überhaupt nicht gerechnet."

In den nächsten Tagen fasste der Mann wieder Mut. „Ich werde mein Leben ändern. Dann habe ich noch ein paar Jahre."

Tatsächlich blieb sein Zustand stabil. Die beiden Frauen besuchten ihn nun ganz regelmäßig, vormittags die Berlinerin, am Nachmittag seine Ehefrau.

In der dritten Woche bekam er in der Nacht einen Brechdurchfall. Wir gaben ein Beruhigungsmittel, infundierten Flüssigkeit und glichen die Elektrolytstörungen aus. Am späten Vormittag wurde ihm plötzlich schwindlig und er verlor kurz das Bewusstsein. Die junge Frau aus Berlin dehnte ihren Besuch über die Mittagszeit aus und es kam zu jener Situation, die wir alle schon mit Bangen erwartet hatten: Ausgerechnet an diesem Tag stand seine Ehefrau früher als sonst vor mir und erkundigte sich nach dem Verlauf. Ich begleitete sie ins Zimmer des Kranken. Gereizt begrüßte sie ihren Mann. Irgendwann reichte sie dann auch der Berlinerin die Hand. Natürlich war die Atmosphäre in dem kleinen Raum recht angespannt. Mit aller Kraft setzte sich der Patient in seinem Bett auf. Die Hände zitterten, der Herzschlag vibrierte durch seinen ganzen Körper, wuchtig der Puls am Hals und die Atmung ging überschnell. Das konnte nicht lange gut gehen. „Bitte", sagte er laut und sonor. Alle sahen wir aufmerksam zu ihm hin. Vergeblich suchte er nach weiteren Worten. Als die Pause zu lang wurde, stotterte er: „Ich. Ich", dann sah er mich an wie ein ertapptes Kind: „Ich werde …" Der Rest war unverständlich. Die junge Frau wollte ihm beistehen. Behutsam richtete sie sich auf, wandte sich uns zu und … Die Ältere kam ihr zuvor: „Bitte, bitte, verlangen Sie doch nichts Unmögliches von mir", und blickte zur Tür.

„Warten Sie", sagte ich und zeigte auf den Patienten, dessen Blick langsam eintrübte. Unbeirrt hatte die Berlinerin aber schon ihre Sachen gegriffen. Zum Abschied beugte sie sich zu dem Mann hin. Dieser kam ihr mit seinem Oberkörper entgegen. Kopf und Schultern des Mannes sanken aber immer weiter herab. Erst dann bemerkten wir, dass er bewusstlos zur Seite fiel. Halten konnte ihn keiner mehr. Zwischen Bett und Nachttisch rutschte er immer tiefer. Wie ein Baumstamm, so rollte der übrige Körper schlaff und unaufhaltsam hinterher. Laut klatschend kam er mit dem Rücken auf. Und es kam noch schlimmer. Durch den Aufprall war er wieder zu sich gekommen. Er hob den Kopf, er krümmte sich schmerzverzerrt und dann erbrach der Mann im Schwall. Gleichzeitig gingen ihm Stuhl und Urin ab. Entsetzt sprangen wir alle drei hinzu. Während die Berlinerin den Kopf des Mannes anhob, drehte die Ehefrau den Körper leicht zur Seite. Ich klingelte nach einer Schwester und reichte den beiden Zellstoff und saubere Leintücher. Mit viel Mühe und Zuwendung reinigten die beiden Frauen gemeinsam den Mann, wuschen ihn und kleideten ihn anschließend neu ein, und das alles in einer Art, dass die Schwester überhaupt nicht aktiv werden konnte. Mit geschickten, schnellen Handgriffen bezogen sie das Bett mit neuem Laken, Stecklaken und Kopfkissen – jeder auf einer Seite. Einen ganz kurzen dankbaren Blick der beiden zueinander, den konnte ich auffangen, als alles fertig war. Ich langte mit meinen Armen unter seinen Hals und unter die Taille. Die Berlinerin fasste unter seine Oberschenkel, die Ehefrau nahm die Unterschenkel. Ich gab den Takt an und so hoben wir drei mit vereinten Kräften den Mann empor und legten ihn behutsam in sein frischgemachtes Bett. Eine Flasche mit belebendem Kampferspiritus stand bereit. Ich untersuchte ihn kurz. Verletzungen fanden sich nicht. Beruhigt deckten wir ihn zu. Wie ein Kind erlöst, so sah er mir jetzt in die Augen. Ich schwieg dazu. Die Schwester lüftete, sie sammelte die verschmutzte Wäsche ein und holte einen Eimer mit Wasser, um den Fußboden zu reinigen. Ich verabschiedete mich. Auf dem Flur waren beide Kinder an dem Tisch intensiv beschäftigt. Das Malheft hatten sie einfach in zwei Teile gerissen. Nach einer Viertelstunde kam die Zimmerschwester zu mir und bat mich erneut zu dem Kranken. Er wolle mich sprechen.

„Es geht mir schlecht", sagte er. „Ich habe noch vieles zu klären."

Ich sah ihn mir genau an. Stabiler Kreislauf, ruhige Atmung, klarer Verstand. Das Zimmer war nun sauber, aufgeräumt, die Luft rein und kühl. Der angenehme Duft frischer Bettwäsche tat gut. „Ich muss unbedingt mit den Frauen sprechen", sagte er zu mir. Die Zwei hörten das. Sie saßen zu beiden Seiten des Bettes und zeigten keinerlei Regung.

„Wie stellen Sie sich das vor?", fragte ich. Befremdlich war mir diese Situation, komisch fast. Beide Frauen saßen sich gegenüber. In sich verschlossen blickten sie starr zu Boden. Er zuckte mit den Schultern. Ich bat beide Frauen in mein Arztzimmer. Die inzwischen unruhigen Kinder sollten sich noch ein Weilchen gedulden. Das sagte ich ihnen. Dort, in meinem Dienstzimmer, so dachte ich, würde es zum Eklat kommen. Vorsichtig setzten wir uns, die Ehefrau leise vor sich hin weinend, die Berlinerin zart trauernd den Kopf nach vorn und unten geneigt.

„Bitte." Ich eröffnete.

Nichts.

„Bitte", wiederholte ich nach sehr langem Warten. „So sagen Sie doch etwas."

Wieder nichts. Beide schwiegen. Die Berlinerin hielt wieder die Hände vor ihr Gesicht. Die andere weinte immer noch leise weiter.

„Der Mann möchte sich verabschieden, und zwar von Ihnen beiden." Flehend kam es aus mir heraus – mehr als mir lieb war.

Wieder Schweigen. Bedrückendes Schweigen. Kein Wort. Beide waren sie einfach still. Ich hielt das nicht aus. Ich musste unbedingt etwas sagen. Unbedingt.

„Er möchte mit Ihnen sprechen!", fast nötigte ich sie zu reden.

Unverändert verharrten beide Frauen auf ihren Plätzen.

„Nur sie beide können ihn entlasten."

Nochmals keinerlei Reaktion. Sie schwiegen einfach.

Schwer aufgewühlt riss es mich plötzlich vom Stuhl und im Nu war ich draußen. Nach vielleicht zehn Schritten auf dem langen Flur kamen mir Selbstvorwürfe. Von Weitem sah ich die tobenden Kinder. Sie rannten auf mich zu. Was sollte ich ihnen wohl sagen. Ich überlegte. Fangen spielend und juchzend liefen sie an mir vorbei, die eine rechts, die andere links. Zwei Minuten später stand ich in der Röntgenabteilung. Diese war in einem anderen Gebäudeteil. Ich nahm aus dem Fach für unsere Station die aktuellen Befunde, las sie jeweils durch und zeichnete sie ab. Plötzlich war ich dann im Labor. Der Chef fragte nach meinem Befinden. Mit ihm unterhielt ich mich gern. Geistreich und sarkastisch, so war seine Art. Mit der traf er so manches Mal ins Schwarze.

Zwei Tage danach wurde der schwerkranke Leberzirrhotiker auf eigenen Wunsch nach Hause entlassen. Meine Zustimmung hatte er. Nach vier Wochen lasen wir die Todesanzeige in der Tageszeitung.

Vierzig Jahre später, 2010, kam eine Frau frisch operiert wegen eines Bronchialkarzinoms zur Nachbetreuung in meine Sprechstunde. Irgendetwas machte mich aufmerksam. Eine ganze Weile musterte ich sie. Ein Déjà vu kam mir zur Hilfe. Ich erkannte in ihr die Ehefrau des Direktors. Mit ihrer Mimik, mit ihrer Gestik, mit der liebevoll sorgenden Art, als wären sie ein und dieselbe Person. Selbst die Spuren von Alkohol und Nikotin passten. Natürlich fragte ich sofort nach ihrem Geburtsnamen, nach dem Geburtsjahr, nach den Eltern. Alles stimmte. Sie war die Tochter aus der Ehe des Direktors. Ihre Erinnerungen an den Tod des Vaters waren sehr lückenhaft. Beide Frauen hatten ihn bis zu seinem Ende gepflegt.

„Was ist aus den beiden geworden?" Ich war gespannt.

„Maria ist mit Lucie zu uns gezogen. Die beiden Frauen haben sich zusammengetan. Ich glaube, dass das die beste Entscheidung ihres Lebens gewesen war."

„Lebt Ihre Mutter noch?"

„Nein. Sie ist 1994 gestorben. Seitdem sorgt sich Maria um den Haushalt."

„Und", fragte ich, „ist jemand Lehrer geworden?"

„Ja, ich – für Mathe und Physik." Sie rief es mir zu. „Maria hat bis zur Rente in der Gemeindeverwaltung gearbeitet. Früher war sie ja im Berliner Kirchendienst. Die Orgel in der Kirche spielt sie heute noch." Sie lächelte: „Meine Schwester Lucie ist Ärztin in Berlin."

„Gibt es Aufzeichnungen von Ihrem Vater über sein Leben?"

„Nein." Sie überlegte. „Nein, das wäre mir bekannt."

Notdienst

Sonntagabend. Das Telefon klingelte. Ich schreckte von einem *Tatort* hoch: Ich hatte wieder einmal Nachtdienst. Trotz meiner fast vierzig Jahre Arzttätigkeit – aufgeregt war ich immer noch. Ich zog meine Jacke an, nahm meinen Koffer und ging die Treppe hinunter. Auf der Straße nahm mich der Notdienstwagen in Empfang. In der Fürstenwalder Poststraße hatte ein junger Mann Schmerzen im Bein. Wir fuhren los.

Den Kraftfahrer kannte ich nicht. Er machte einen ungepflegten, schmierigen Eindruck. So etwas war man von medizinischem Personal überhaupt nicht gewohnt. Schmutzige Hände, schwarz unter den Fingernägeln, schlechte Zähne, Flecken an der weißen Hose – mir widerstrebte es richtig. Und sein Dreitagebart, der sah nun wirklich alles andere als sexy aus.

Schlimmer noch, regelrecht schmerzhaft war seine Sprache. Der Brandenburger Dialekt ist in seiner Art schon ziemlich deftig. Aber auch da gibt es noch Verschärfungen: Ungehobeltes, Mieses, Ordinäres. Ich nenne das prollig und er war ein Meister darin. Ganz ungehemmt. Ich schwieg demonstrativ, antwortete nicht und drückte mich ganz rechts an die Tür. Er schien das gewohnt zu sein, sprach einfach weiter, und das so aufdringlich, dass man nicht einmal weghören konnte. Je näher wir zum Ziel kamen, desto mehr sprach er über diese Gegend. Er wohnte hier, kannte sich gut aus. Er redete ununterbrochen im schlimmsten Jargon, wurde aber liebevoller und leiser. Er redete von den Leuten und es kam ihm direkt aus dem Herzen.

Wir bogen in einen großen Hinterhof ein, der an allen vier Seiten durch einen Gebäudekomplex eingefasst war. Dieser vermeintliche Hof eröffnete sich mir als wunderschöner Platz. Der Himmel schien Teil der Anlage zu sein. Die roten Ziegel auf den spitzen Dächern wirkten pittoresk. Kleine kniehohe Mauern rahmten die Zugänge ein und betonten sie zart. Auf dem gesamten Platz gab es heruntergetretenes Gras, kleine Büsche, Sträucher, ein paar Teppichstangen, selbstgemachte Fußballtore und keine Bäume. Das Wichtigste aber: Es gab keine Autos. Nicht ein einziges Auto versperrte die Sicht. Ich fühlte mich versetzt in eine andere Kultur, ländlich, verträumt, die Zeit schien stehengeblieben, etwas erinnerte mich an Anton Tschechow, vielleicht ein dörfliches Fest. Ich hatte immer schon eine Schwäche für große freie Plätze in einer Stadt. In Rom, Siena, Madrid oder Linz blieben sie einem mehr im Herzen als die öffentlichen Gebäude. „Hier ist mal wieder etwas für Menschen gemacht worden", das war stets mein Ausspruch an solchen Stätten. In diesem Augenblick empfand ich das hier auch so.

Der Raum zwischen den Häusern war einfach wunderbar proportioniert. Das schien es – knapp formuliert – auf den Punkt zu bringen. Als Erstes musste ich meinen Blick rundherum kreisen lassen. Mein Atem ging tief, nichts beengte. Ein freies Gefühl – mitten in der Stadt. Ich konnte mich gar nicht erinnern, dass mich das hier früher schon einmal so berührt hätte.

Kinder spielten ausgelassen Fußball, Mädchen wie Jungen. An mehreren Hauseingängen saßen Gruppen – überwiegend Männer. Sie tranken Bier und rauchten. Eine milde, ruhige Abendstimmung lag über dem Ganzen. Alles erinnerte mich an meine Kindheit auf dem Lande. Warm wurde mir ums Herz, warm und wehmütig.

Ein distanzarmer, offenbar hirngeschädigter größerer Junge nahm mich überschießend fröhlich in Empfang. Er war dreckig, strahlte aber mitreißend. Er sah mich verschmitzt fragend an, stürzte dann auf mich zu, stahl mir fast die Tasche aus der Hand und trug sie hoch über seinem Kopf als Trophäe zur Schau. Ganz in Siegerpose schritt er an den anderen Kindern vorbei in Richtung Hauseingang. Ich folgte ihm, verlangsamte aber meinen Schritt, um den Charme dieser Architektur noch etwas länger genießen zu können. Früher waren hier Wohnungen von Angehörigen der ehemaligen Nationalen Volksarmee. Nach der Wende wurden die angrenzenden Kasernen deutlich verkleinert und alle diese Häuser leer gezogen. Sie standen längere Zeit ungenutzt, waren zum Abriss vorgesehen.

Ich trat vor den Eingang des Hauses, zu dem mich der Junge geführt hatte. Links davon saßen mehrere Männer auf Bänken. In ihrer Mitte stand eine umgedrehte Holzkiste als Tisch. Viel zu viele Flaschen und Bierbüchsen zeugten ebenso wie der übervolle Aschenbecher von einer Feier. Fröhlich und sich gegenseitig ausstechend erzählten sie lachend von dem Kumpel, der aus dem Fenster gesprungen war, um sich das Leben zu nehmen und doch nur ein Bein gebrochen hatte. Häme, ja und nicht zu knapp. Eindeutig aber auch echtes Mitgefühl. Sie bedauerten den Unglücklichen und sie sorgten sich um ihn.

Ich befreite mich von der alkoholisierten Gesellschaft und trat in das Haus. Das Glas der Eingangstür war eingetreten und durch völlig unterschiedliche kleine Bretter ersetzt worden. Grausames Geschmiere in wüsten Farben und Formen im Hausflur, Tapetenreste hingen in Fetzen herum. Der untere Gang war aber gefegt. Wir gingen in die dritte Etage. Alle Wohnungstüren im Treppenhaus waren irgendwie demoliert, teilrepariert, dreckig und beschmiert – meist obszön. Wir kamen zur Wohnung des gemeldeten Kranken. Der Junge riss strahlend und übereifrig die Tür auf und kündigte uns lautstark an. Der schmale Flur der Wohnung war zu beiden Seiten mit allen möglichen Lumpen, Latschen, Kästen, Kisten und Hausrat verlegt. Nur auf einer schmalen Spur – wie ein Wildwechsel – konnte man einigermaßen vorwärts kommen. Alle Nebentüren standen weit offen oder fehlten. In den einsehbaren Räumen das gleiche Chaos wie im Flur: Unmengen von gesammeltem Müll, von Weggeworfenem, von Abfall. Wie wohnten die denn hier überhaupt? Aus dem Wohnzimmer kamen uns schwere Rauchschwaden entgegen. Der Raum war dunkel vor Rauch, die Luft buchstäblich zum Schneiden dick. Ich musste zunächst einen Moment verharren, um mich orientieren zu können. Um den Tisch herum saßen vier angetrunkene Männer, aufgeregt gestikulierend – alle rauchten. Der Fernseher lief, aber tonlos. Der Junge nahm meine Tasche und knallte sie demonstrativ auf den Tisch, indem er sich mit Gewalt Platz verschaffte. Leere Bierflaschen flogen zur Seite, Kippen schossen durch die Luft. Er zog einen der Männer heftig am Arm, riss ihn förmlich aus dem Sessel und bot mir den freigewordenen Sitz an. Vorsichtig ließ ich mich in einen zerschlissenen Sessel mit dreckigen Klamotten, alten Zeitungen und etwas Hartem, das einer Bierbüchse entsprechen konnte, nieder.

Der Älteste in der fröhlichen Runde, ein etwa sechzigjähriger zahnloser Mann, stand schwankend auf. Er rief laut: „Ruhe!", machte eine gewichtige Pause, nahm einen Schluck aus einer Flasche und erzählte in verwaschener Sprache die Geschichte, die ich längst schon kannte. Allerdings war der Verletzte operativ versorgt und mit einem Verband entlassen worden. Er spritzte täglich Embolex zur Thromboseprophylaxe – wie auch immer. Nun sollte der Patient selbst etwas sagen. Mühsam erhob er sich. Mit aller Kraft versuchte er, sein Gleichgewicht zu halten. Sprechen konnte er nicht. Mit dem Zeigefinger deutete er auf sein Bein. Aus einem verschmutzten und zotig bemalten Gipsverband sah eine geschwollene Großzehe hervor. Schmerzen beim Betasten gab er nicht an. Ich bat ihn mitzukommen. Ein Verbandswechsel sei ohnehin erforderlich. Gleichzeitig würde man nach dem Rechten sehen. Er überlegte, nahm einen Zug aus der Zigarette, sah zum Fernseher, sah in die Runde und dann schüttelte er verneinend Kopf. Nach den Gründen befragt, meinten alle, dass ihm der Rückweg zu teuer sei; die Straßenbahn würde ja so spät nicht mehr fahren. Er würde lieber am nächsten Morgen zum Chirurgen gehen. Die Männer stimmten zu und versprachen, ihn zu begleiten. Wir einigten uns. Ich schrieb das Notwendige und rang mich mühsam aus der viel zu tiefen Sitzgelegenheit heraus. Der Junge nahm wieder strahlend den Koffer. Alle Männer verabschiedeten mich per Handschlag und jeweils mit einer netten Bemerkung. Sie lobten meine ärztliche Leistung. Wir gingen. Die Trennung von der Runde vor der Haustür gestaltete sich ähnlich wortreich und lustig wie oben. Inzwischen war es fast dunkel. Der Junge rannte schnell noch einmal zu der Gruppe von Jugendlichen. Meine Tasche ließ er vor ihnen kreisen, um sie mir dann sofort in den Wagen zu stellen. Wir fuhren los. Unterwegs wurde wenig gesprochen. Der Fahrer hatte sich die ganze Zeit über sehr zurückgehalten, redete auch jetzt kaum. Das rechnete ich ihm hoch an. Er setzte mich vor meiner Haustür wieder ab. Lächelnd grüßte ich und sagte: „Auf ein Neues!"

Wenig später musste ich einen Floh jagen. Ich bekam ihn tatsächlich auch bald. Er knackte unter meinem Fingernagel. Bald sechzig Jahre zuvor hatte ich dieses Geräusch zuletzt gehört: in meiner Kindheit, nach dem Krieg, als meine Mutter uns Kinder jeden Abend nach Flöhen absuchte.

Krebs

Eine Schwäche hatte mich überrascht, spät nachts im Dienst. Nur mit aller Mühe konnte ich gegenhalten. War ich in die Jahre gekommen? Wenige Tage später musste ich plötzlich beim Joggen innehalten. Mir war übel geworden und kraftlos fielen meine Schultern herab. Tief beunruhigt schlich ich nach Hause. Dann ein Drittes, zur gleichen Zeit: Einen älteren Herrn wollte ich motivieren, sein Leben aktiver zu gestalten. Anstatt ihm Vorschläge zu machen, fragte ich: „Wie viele Frühlinge haben wir wohl noch?" Das waren doch gar nicht meine Worte.

Ich stellte mich auf die Waage: Ich wog vier Kilogramm weniger als noch vor einem halben Jahr. Kritisch besah ich mich im Spiegel. Ich war jetzt vierundsechzig Jahre alt. Fühlte ich mich immer noch alterslos? Weit nach Feierabend ging ich zurück in die Praxis. Überall machte ich volles Licht. Dann untersuchte ich mich: ganz allein und ganz subtil, vom Scheitel bis zur Sohle, von oben bis unten. Zunächst tat ich das mit meinen Händen, dann noch einmal, per Ultraschall – lückenlos. Ich fand nichts. Am Tag darauf bat ich meinen Sohn, meinen künftigen Nachfolger. Er war erschrocken. Am Ende aller Untersuchungen saß ich beim Urologen, die Prostatabiopsie stand an. Einen Tag später das Fax vom Pathologen: bösartig – recht fortgeschritten. In aller Ruhe führte ich meine Sprechstunde bis zum letzten Patienten durch. Dann fing ich an zu telefonieren. Sämtliche Vorbereitung zur Operation organisierte ich mir selbst. So schnell wie möglich und so radikal wie möglich – der Krebs musste unbedingt entfernt werden. Hals über Kopf. Er musste raus und zwar sofort. Weg damit! Tag und Nacht hielt mich das in Atem. Vier Tage später lag ich auf dem Operationstisch. Gegen Mittag war ich operiert. Tiefe Erlösung. Eine wunderbare Stimmung war in mir. „Du bist ja so fröhlich. Was geben sie Dir?", schmunzelte mein Sohn, „ich will das auch." Ein Satz, den ich später immer wieder mal zitieren würde. Einen Tag nach der OP kam der Pathologe des Krankenhauses an mein Bett. Er hatte sich extra einen blendendweißen und gestärkten Kittel angezogen. Herzlich übergab er mir seinen Befundbericht: „Alle Schnittränder der Prostata sind tumorfrei, auch die Lymphknoten." Er strahlte. Seine hübsche Begleiterin, die Onkologiechefin, überreichte mir einen Blumenstrauß. Eine kleine festliche Zeremonie – unvergesslich.

Wenige Tage später kamen die ersten Zweifel. Stand da nicht in seinem Schreiben, dass sich die Krebszellen bereits in den Lymphwegen angesiedelt hatten? Dieser Zustand – eine Lymphangiosis carcinomatosa – das war für mich von je her ein Begriff für „zu spät".

Eines Nachts, halb im Traum, war ich plötzlich in den Katakomben einer Kanalisation. In trüber Lymphe schwammen kleine dunkle Körper – wie von Hand geschnitzte Eichenrindenboote. Provokant schaukelten sie hin und her: Tumorzellen. Ganz langsam kamen sie auf mich zu. Ein Bild, das von nun an in mir herumgeistern würde. Es trübte nach und nach meine Gedanken, setzte mir große Scheuklappen auf und verbrauchte fast meine gesamte Energie. Ich konnte nichts dagegen tun. Verzweifelt belauerte ich meinen Körper nach Lymphstauungen im Becken und Knochenmetastasen – eine desolate Zukunft. Mit wem hätte ich darüber reden können? Und was war mit meinem Behandlungskonzept für Krebskranke – hoch gelobt und topaktuell? Bei mir versagte es. Rätselhaft, warum. Den Rest aller Hoffnungen setzte ich auf eine avisierte Kur. Ich hatte sofort zugestimmt, aber nur unter einer Bedingung: Es musste ein Ort an der Ostsee sein. Nur sie kam infrage. Nichts sonst.

Die Ostsee ist für mich ein geweihter Ort. Schon in ihrer Nähe atme ich viel tiefer, und das nicht etwa, weil die Luft reiner und frischer ist. Auf der Düne angekommen – die letzten Schritte sind schneller – stehe ich ergriffen da und bis ins Mark hinein bin ich aufgewühlt. Ich kann weiter nichts als staunen. Wasser, Sand und Himmel – sofort ist Klarheit in mir, das Leben erscheint ganz einfach. Die Ostsee ist unermesslich, sie ist geheimnisvoll. Der Strand, das Meer und die Art, wie sich die Menschen geben – so frei, so gleich und anmutig und ruhig – ein ganz natürlicher Zauber, ein Hauch Romantik. Einst, zu DDR-Zeiten, war sie, die Ostsee, eine wunderbare Nische, eine kollektive Nische. Und tatsächlich fuhr ich bald nach der Operation an diese meine Ostsee. Meine Kur konnte beginnen.

In den ersten vierzehn Tagen hatte sich mein Zustand kaum verändert. Mein Körper war fast schon wieder top, mein Inneres aber zum Zerreißen aufgewühlt. Ich musste immer nur gehen. Ein kräftiger Wind wehte. Ein frischer Westwind. Der zählt besonders. Eisern lief ich meine Kilometer – direkt am Wasser entlang – Morgen für Morgen. Irgendwann hatte ich nasse Füße, auch Morgen für Morgen. Fünf Kilometer hin, fünf Kilometer zurück. Jelängerjelieber. Viele Jahre hatte ich gebraucht, um das zu verstehen. Laufen ist meine Balancierstange, besser als Psychotherapie. In der dritten Woche meiner Kur wurde es recht ungemütlich. „An der See hat man den Wind immer von vorn!" Das rief mir jemand Fremdes zu. Ich stellte auf stur. Ein „wessifizierter" Badeort mit einem schlossähnlichen Industrieneubau. Er bot Platz für wohl 250 Kurgäste gleichzeitig. Technisch ausgeklügelt. An alles war gedacht. Jahre nach der Wende. Auch das gehörte zu Kohls blühenden Landschaften.

Auffällig viele, ganz junge Frauen mit Glatze nach Chemotherapie: fortgeschrittenes Mammakarzinom. Sie sahen beinahe alle gleich aus. Sie gingen gern als Gruppe, etwas tapsig, schweigsam, nicht gerade gut zurechtgemacht. Unförmigrundlich waren sie im Körperbau, ihre Schultern eingesunken und nach vorn gebeugt. Lose pendelten ihre Arme. Und dann die Köpfe: Weit eingezogen lagen sie zwischen den Schulterblättern, hingen aber dennoch etwas nach vorn herunter. Und sie rollten wie Billardkugeln, der Schwerkraft folgend, hin und her – mechanisch, ausdruckslos, grotesk – wegen dieser Glatzen. Ein Schauder – immer wieder neu.

Noch schlimmer aber dann deren Männer. Sie kamen an den Wochenenden mit ein oder zwei Kleinkindern. Ängstlich gehemmt begleiteten sie ihre Frauen – unbeholfen und halb erstarrt, wie präpubertär. Erschütternd anzusehen. Dürerbilder fielen mir ein: Gelassen ging der Tod als Gerippe nebenher. Dagegen war meine eigene Tumorformel gut. Sie beinhaltete alle Chancen. Ein Optimist hätte jeden Tag gefeiert. Ich kam dennoch nicht zur Ruhe. Und der Onkologe, von dem ich Rat wollte: Hauptsache, er musste sich nicht festlegen. Er war Skeptiker – vermutlich lebte er das auch. „Wir wissen zu wenig“, sagte er und wies auf eine kleine Teakholzschachtel neben seinem Telefon. „Wenn das unser Wissen über den Krebs ist, dann steckt noch so viel, wie mein ganzes Zimmer groß ist, im Dunkeln.“

Ich suchte den Strand ab nach Bernstein, Donnerkeilen, Hühnergöttern – kleinere Feuersteine mit einem Loch zum Durchziehen eines Bindfadens. Ich hoffte auf Strandgut. Es war Mai, stürmisch, kühl bis kalt, meist regnerisch. Ich ging am Wasser entlang. Fünf Kilometer hin, fünf Kilometer zurück. Das waren gut zwei Stunden. Im Übrigen war es bedrückend langweilig. Lähmende Routine – solch eine Zeit lässt sie sehr schnell aufkommen. Die nichtssagenden Momente, sie reihen sich aneinander wie zu einer Perlenkette. Man braucht sie mir nur noch um den Hals zu legen.

Ein extrem kachektischer Mann – jünger als ich und im Rollstuhl sitzend – strahlte ein chemisches Lachen aus. Eine Frau – vielleicht seine – schob ihn zwischen den Kranken entlang, führte ihn regelrecht vor, wie eine Zirkusnummer. Mir reichte es.

Wenn einem der Bauch wehtut, spricht man von Bauchschmerzen. Wie heißen die Schmerzen tiefer Depressionen? Das Wort Seelenschmerz ist doch eher den Trauerkarten vorbehalten. Die vielen Menschen, das üppige Essen, die medizinischen Anwendungen, die geführten Wanderungen – ich lehnte das alles ab. Ich wollte nur die See. Was wäre ich ohne sie. Ich stellte mir vor, ich hätte eine Kur im Thüringer Wald angetreten. Bretter vor meinem Kopf wären die Bäume dort. Nein, nein, die Ostsee ist es. Jeden Tag ist sie anders, manchmal schon halbtags oder sogar stündlich. Ich musste raus, ich musste raus an den Strand, musste gehen. Ich musste zur See, musste mich stellen, musste mich ihr stellen. Ich musste mich der See offenbaren, mich ihr anvertrauen. Und so gehe ich: Ich gehe und gehe. Ich gehe und gehe. Ich gehe und gehe und schließlich geht es mich, fast rennt es mich. Der Wind nimmt mir den Atem. Ich gehe zu einer kleinen Anhebung im weißen Sand – vielleicht sind es Reste einer Strandburg, vom letzten Sonntag, wahrscheinlich. Ich gehe in die Hocke, ich lehne mich an, ich suche etwas Schutz. Im Windschatten ist es schön – wenigstens etwas, nein, sogar ganz gut, erstaunlich gut. Der scharfe Wind tobt über mich hinweg. Bis auf das Brustbein ziehe ich meinen Kopf ein. Schnecke müsste man sein, bin ich ja fast. So geht es. So geht es sehr gut. Ganz ruhig hocke ich da, zusammengekauert, ein Klumpen Mensch, ein Haufen Ich. Meine Ausatemluft wärmt mich. Ich schließe die Augen. Die See geht. Auf und ab. Auf und ab. Am Ende des Ab klimpert es ein wenig. Ein kurzes, helles Spiel von drei, vier Tönen – die allerletzten Wellenreste verlieren sich in den Spuren im Sand. Ganz regelmäßig, ganz gleichmäßig, diese Aufs und Abs. „Wisse, der Fluss fließt", heißt es in Hesses *Siddhartha*. „Wisse, die See ist da" – das ist meine Version dazu. Ja, sie ist da. Sie ist gut, sie ist streng, streng ist gut – fast immer ist streng gut. Es geht auf und ab, es geht hin und her. So geht die Atmung, so geht der Herzschlag, der Wimpernschlag, die Peristaltik, das Gehen und Laufen, der Sexualakt. Auf und ab, so sind Kommen und Gehen, Leben und Sterben, Sein und Nichtsein. Ein unübersehbares Wechselspiel – im Kleinen wie im Großen, minutiös oder gewaltig. Ständiger Wechsel, ständige Wiederholung. Regelmäßig. Regel. Gesetz.

Das Auf und Ab der Wellen dringt stärker an meine Ohren, wird lauter, geht tiefer, geht in mich hinein, geht wie der Atem. Auch der Atem ist ein Hin und Her, ein Ein und ein Aus. Die Atmung geht wie die See. Die Ausatmung geht länger als die Einatmung. Einatmung ist ein Spannen. Ausatmen entspannt, erleichtert. Asthmatiker können schwerer ausatmen, sie fangen an zu pressen, wollen die Luft los sein, ihnen fehlt das Entspannenkönnen, sie müssen kämpfen.

Auf und ab gehen die Wellen. Ich sitze, nein, ich hocke ganz ruhig am Strand. Es geht mir gut, es ist bequem, niemand stört mich. Ich stimme meinen Atem auf die Wellen ein. Ich atme parallel zur Frequenz der Wellen. Ich atme synchron mit der See. Die See gibt das Tempo vor. Ich atme. Die See bestimmt meine Atmung. Ich muss es nicht mehr tun. Wie oft habe ich schon Menschen beatmet. Ich habe bestimmt, wann die Atemzüge einander folgten. Jetzt bestimmt die See. Sie bestimmt, und ich lasse mich bestimmen, lasse über mich bestimmen. Es atmet mich. Es ist wundervoll. Das Rauschen wird melodisch. Wärme steigt in mir auf. Mütterlich breitet sich die Ostsee um mich aus. Arme sind um mich gelegt, fleischig, schwer. Ich fühle mich warm und geborgen. Sonst spüre ich nichts. Ich spüre meinen Körper nicht mehr. Ich brauche kein Gespür, ich muss nichts kontrollieren. Ich bin ohne Körper, ganz ohne Körper, vollkommen ohne Körper. Und die See geht, die Wellen gehen auf und ab. Ich sehe mit geschlossenen Augen, wie etwas mit den Wellen mitgeht. Es ist mein Körper – getrennt von mir. Ich sehe zu. Ich sehe nicht genau, was, ich sehe nur, dass ... Mein Ich will mitgehen. Die See ist Mutter, ich will mit ihr gehen, egal wohin, einfach mitgehen, an der Hand, oder mitfliegen oder getragen werden, mit den Wellen, mit ihr. Die Wellen gehen auf und ab. Alles ist weit weg.

Es geht mir sehr, sehr gut. Ganz ruhig ist es. Kein Drängen, keine Angst, keine Sorgen. Niemand, der mir zu nahe ist. Menschen tun mir nichts, haben mir nie etwas getan. Der größte Druck in mir kommt immer von mir selbst. Das muss nicht sein, das brauche ich nicht mehr, ich will es nicht mehr. Ich atme tief. Die See ist mir nahe, sie geht, sie geht so ruhig, so sicher – die Ostsee ist gut. Die Luft ist rein, der Sand so weich und weiß; warm wird es hier im Sommer sein. Ein schöner Strand. Menschen werden sich freuen, machen sich frei, erholen sich hier, tanken auf, tanken auf für das Leben, für die Liebe.

Langsam stehe ich auf. Die Schärfe des kalten Windes tut gut. Der Wind ist gut, man muss sich auf ihn einstellen. Er gehört hierher, gehört zur See, zu ihr. Und schließlich hat er ihr die Wellen gemacht. Ich gehe einige Schritte, mir ist sehr, sehr leicht. Mein Körper ist gesund, die Muskeln sind da, ich spanne sie an, isometrisch – ja, sie sind gut. Ich sehe zurück: In dieser kleinen Mulde habe ich gelegen? Einfach so, so unspektakulär? Fast muss ich lachen. Wie das Lager eines Hasen. Ich gehe zum Wasser, sehe den Wellen zu. Jetzt erst begreife ich, dass etwas Großes in mir vorgegangen ist. Ich bedanke mich bei der See. Tief innen danke ich ihr. Ich will nicht wissen, was passiert ist: Mir geht es gut, sehr, sehr gut. Zu gut, um es zu beschreiben, um es wissen zu wollen. Ich gehe zum Kurhaus. Die Treppen renne ich hoch, nehme zwei Stufen gleichzeitig. Ich hole meinen Autoschlüssel. Die Nachbarin steht an ihrer Zimmertür. Ich grüße, lache sie an, sie lacht zurück, verwundert. Ich fliege fast zum Auto, starte, fahre los. Mein Krebs ist radikal operiert. Die Schnittränder waren doch tumorfrei.

Zuversicht

Ziemlich mollig, rötlich im Teint und mit seidiger Haut, so kam die Frau in mein Sprechzimmer. Lächelnd, Mitte vierzig, gesunde Ausstrahlung. Ganz ruhig schritt sie auf mich zu, reichte mir die Hand und grüßte freundlich. Eine Frohnatur. Überwiesen worden war sie von einer Hausärztin, die ich sehr schätzte.

Noch während sich die Patientin setzte, sprudelte sie über: „Seit Wochen habe ich Luftnot. Es wird immer schlimmer. Jetzt sind mir die Treppen im eigenen Haus schon zu viel. Nach zehn Stufen muss ich anhalten und nach Luft schnappen. Wenn das so weiter geht", sie sah mich eindringlich an, „dann muss man mich wohl in ein paar Wochen hochtragen."

„Ihre Ärztin hat mich angerufen", sagte ich, „Sie ist in großer Sorge um Sie."

„Alles hat sie schon versucht. Es wird nicht besser. Mein Mann ist schon ganz unruhig."

„Sie etwa nicht?"

„Wenn ich so still dasitze, geht es mir gut. Dann ist alles gut. Die Luft reicht und es tut nichts weh." Sie reckte sich auf, legte mit drei Fingern eine dünne blonde Strähne hinter ihr rechtes Ohr, dann weiter: „Gehe ich aber in die Küche und erledige kleine Arbeiten oder ich will im Garten etwas machen, sofort drückt es im Brustkorb und im Bauch. Alles wird zu eng und die Luft, die Luft reicht nicht. Ich fühle mich schwer und voll und die Luft ist weg. Die Luft reicht einfach nicht."

Allmählich wurde sie ruhiger. „Tiefes Durchatmen geht gar nicht. Meine ganze Kraft verbrauche ich, nur um mir die nötige Luft zu holen. Ich bekomme einfach nicht genug Luft." Sie zog beide Schultern hoch und drehte die Handflächen nach oben: „Dann habe ich natürlich keinen Trieb mehr. Der Antrieb ist weg. Ich setze mich einfach wieder hin. Und da sitze ich dann, mache nichts, tue nichts. Es ist dann zwar alles wieder gut, aber das kann es doch nicht sein." Lächelnd sagte sie mir das. Lächelnd und fragend zugleich.

„Ich sehe erst einmal die Unterlagen durch. Sie können ruhig weitersprechen."

Eine kleine Liste ihrer Krankheiten hatte sie aufgestellt: als Kind eine Mandeloperation. Ein paar Bagatellkrankheiten folgten, mit sechzehn Jahren beim Handball eine Radiusfraktur links.

„Sind Sie medizinisch vorgebildet?", wollte ich wissen.

„Nein, aber ich habe nach dem Abitur mehrere Wochen auf einer Station in unserem Krankenhaus gearbeitet. Bis zum Studium. Ökonomie."

„Sie waren also nie ernstlich krank?"

„Nein, ich war immer gesund", wieder dieses Lächeln. Keine Zweifel. „Und glücklich!", ergänzte sie schnell noch. „Das gehört doch einfach zusammen."

Als nächstes diese vielen, vielen Laborwerte. Die üblichen Werte sowieso. Sogar mehrmals. Dann aber noch der Stoffwechsel, die Schilddrüse, die Rheumafaktoren, die Bluteiweiße, die Elektrolyte, obendrein spezielle Biomarker. Was musste ihre Ärztin in Sorge gewesen sein. Ich las sie nacheinander durch, hochkonzentriert, einzeln, Zeile für Zeile, beinahe mit dem Mund buchstabierend, wie ein Erstklässler. Dennoch, wie sehr ich auch suchte, alle Parameter waren im Normbereich.

„Ihre Ärztin hat ja wohl an alles gedacht."

„Ja, ja, ich weiß", etwas zaghaft kam es ihr über die Lippen.

Ich sah ihr ins Gesicht: „Alles gesund. Also fehlt das Glück."

„Nein", sagte sie, „glücklich bin ich. Die Luft fehlt."

„Luftnot und glücklich? Geht das überhaupt? Not macht erfinderisch, aber doch nicht glücklich." Sie richtete sich auf: „Alle sagen das: Du schnaufst und lachst dabei."

Ich suchte weiter in den Unterlagen. Die Berichte vom Röntgeninstitut und eine CD fielen mir in die Hand. Ich las zunächst den Befund. Die Thoraxorgane, die Nasennebenhöhlen und das CT vom Thorax waren unauffällig.

„Sie haben ja sogar ein CT gemacht."

„Ich wollte das", fiel sie mir ins Wort. „Ich wollte das CT. Dann weiß man doch genau Bescheid. Mein Mann war extra mitgekommen."

„Männer. Wenn die Frauen krank sind, wollen die doch am liebsten zaubern", sagte ich.

„Schade, dass das nur so wenige können."

Kein Kommentar von mir.

„Nach dem Bericht ist röntgenologisch alles o.B.", sagte ich. Sie nickte.

„Wir wollen uns die Aufnahmen trotzdem einmal ansehen", ich schob die CD in den Rechner und bat sie, mit ihrem Stuhl an meine Seite zu rücken. Wie Schulkinder saßen wir nebeneinander und starrten beide den Bildschirm an. Sie gespannt. Ich ungeduldig. Endlich dann die ersten Bilder auf dem Monitor. Zunächst die einfache Thoraxaufnahme. Auf den ersten Blick: Alles gut. Nur die Zwerchfelle standen höher. Ich zeigte ihr das.

Es folgte das CT. Ich erklärte ihr die Einstellungen: rechts, links, oben und unten und auch, wie ihr Körper quer in Scheiben dargestellt worden war. Dabei hielt ich meinen gestreckten Unterarm direkt unter ihr Kinn und senkte ihn ganz schnell stakkatoartig jeweils um einen Zentimeter bis fast zum Bauch. Im Nu hatte sie das verstanden. Aufmerksam verfolgte sie nun die einzelnen Schichten. Die Lungenflügel, das Herz, Anteile der Leber und der Milz – hell begeistert, diese Frau.

„Es ist alles da", sagte ich.

„Und? Fällt Ihnen etwas auf?", ein fragender Augenaufschlag. Tief konnte ich in sie hineinsehen.

„Frauen denken immer gleich an Krebs", forderte ich sie heraus.

„Nein, nein." Wieder dieses Lächeln. „Ich denke, ich spinne. Noch nie in meinem Leben habe ich gesponnen. Jetzt geht es wohl doch los."

„Ein CT ist etwas ganz Besonderes. Wir sehen mit unseren Augen in den Körper hinein, durch den Körper hindurch. Das kommt in Gottes Schöpfung gar nicht vor. Ein kleines Wunder." Wie im Zeitraffer ließ ich alle Bilder schnell hintereinander durchlaufen. „Und trotzdem, ein CT ist nicht alles."

Ich holte tief Luft und fuhr fort: „Auch hier fällt der Zwerchfellhochstand auf. Doppelseitig."

Wieder eine Pause. Ich sah noch einmal alles genau durch: „Sehen Sie hier Ihre Fettschicht auf den Rippen?" Sie rümpfte die Nase. Mit meinem Zeigefinger tippte ich auf ihren Bauch: „Auf den Millimeter genau könnte man Auskunft darüber bekommen, woran Knigge nicht einmal zu denken gewagt hätte."

„Die Krankheit der Völlerei?" Sie tat, als spräche sie über jemand anderes.

„Die Krankheit der Fülle", besänftigte ich.

Sie nahm ihren Stuhl, setzte sich wieder zurück, mir gegenüber.

Nachdenklich sah sie an sich herunter: „Wirklich dicker geworden bin ich erst in den letzten ein, zwei Jahren." Mit beiden Händen strich sie über ihren Bauch. „‚Du verblühst', hat meine polnische Freundin einmal gesagt. Sie meinte damit die Wechseljahre."

„Und, trifft das zu?" Ich sah ihr in die Augen.

„Aber Herr Doktor, ich verblühe doch nicht. Ich wechsle, ja, das trifft zu." Ein strafender Blick – nicht ernst gemeint.

Ich nahm mir wieder die schriftlichen Befunde vor: Die Lungenfunktion war gut. Nicht sehr gut, aber gut. Die Vitalkapazität hätte etwas größer sein können. Ein dicker Bauch kann der Lunge schon mal den Platz streitig machen. Und der Einsekundenwert: Eine Einengung der Bronchien wie beim Asthma fand sich nicht.

„Ihre Lunge hat eine wichtige Aufgabe: Sie muss den Sauerstoff aus der Luft ins Blut befördern. Das macht sie hiernach sehr gut. Man müsste diesen Test bei Belastung wiederholen. Dann wüsste man, ob die Lunge überhaupt für Ihre Luftnot verantwortlich ist."

„Wer denn sonst?"

„Das Herz, ein schlechtes Gewissen, das Finanzamt? Vieles kann einem die Luft abschnüren."

Aufs Neue dieser strafende Blick, nun aber ernst gemeint. Ich vertiefte mich wieder in die Unterlagen. Auch das EKG war in Ordnung: normaler Kurvenverlauf. Die Ärztin hatte sogar die Originalstreifen mitgeschickt. Ich sah sie durch. Nichts. Zuletzt noch das Ergebnis der Allergietestung: „Allergisch reagieren sie nicht. Bei mindestens vierzig Testproben in der Haut kein einziges Mal." Ich sah ihr in die Augen: „Aggressionen? So etwas gibt es doch bei Ihnen gar nicht."

„Denken sie aber ja nicht, ich könnte nicht reagieren!" Das musste unbedingt gesagt werden. Jetzt lächelte ich.

Die Therapie hatte die Hausärztin handschriftlich aufgeführt: übliche Mittel. Rein symptomatisch. Auch eine Asthmabehandlung hatte sie versucht, sogar mit Kortison in einem kurzen Stoß. Die Diagnose ex juvantibus zu finden, das wird gern versucht, war hier aber erfolglos.

„Ihre Ärztin hat da einiges probiert. Haben sie das alles genommen, wie es vorgeschrieben war?"

„Ja."

„Haben sie andere Ärzte konsultiert?"

„Ja, unseren Lungenarzt. Der hat doch den Atemtest und diesen Allergietest gemacht. Er hat gemeint, da ist nichts."

„Sie waren doch sicher noch bei weiteren Ärzten?"

„Ja, beim Hals-Nasen-Ohren-Arzt. Eine ganze Minute hat das gedauert. Dann war er fertig mit mir: Alles o.B."

„Und Heilpraktiker?" Das frage ich sonst nie. Warum, weiß ich auch nicht.

„Selenmangel sei es. Das sagte sie mir. Kügelchen und Akupunktur. Geholfen hat es die ersten zwei Tage, dann nicht mehr." Und nach einem tiefen Atemzug: „Was macht man nicht alles in seiner Not."

„Und was sagt Ihre Mutter?"

„Kind, Du lebst völlig falsch. Du arbeitest zu viel."

Ich legte alle Papiere zusammen, ordnete sie, indem ich sie hochkant auf der Tischplatte aufklopfen ließ und bugsierte sie wieder in die Klarsichtfolie. Ich rückte meinen Stuhl zurecht, setzte mich gerade auf und begann: „Wenn einem Arzt nichts mehr einfällt, sollte er sich ganz genau in die Vorgeschichte hineinknien." Demonstrativ wandte ich mich der Frau zu: „Erzählen Sie mehr von sich, mehr von Ihrer Krankheit. Erzählen Sie, wie das alles angefangen hat. Begann es mit einem Anfall, mit einem Schmerz, so als ob Sie mit einem Säbel durchstoßen worden wären? Hatten Sie Husten und Auswurf, hatten Sie Pfeifen beim Atmen? Erzählen Sie."

Sie musterte mich genau, dann sah sie mir in die Augen: „Am vierten März hat mein Mann Geburtstag. Ende Februar bin ich ins Reisebüro gegangen, um ihm drei Tage Wien zu schenken. Ich musste ihm natürlich vorher sagen, dass wir nicht die übliche große Feier machen würden. In dem Moment war mir klar geworden, dass mir die Luft knapp wird. Das war also Ende Februar. Inzwischen ist es viel schlimmer geworden. Ganz allmählich, so, als wenn ein Boot voller Wasser läuft, langsam, Millimeter für Millimeter. Woche für Woche wurde es immer enger in mir. Und was mache ich: Ich sitze da in diesem Boot und sehe einfach nur zu. Ich schöpfe nicht, ich sehe einfach nur zu. Ich bin nicht mehr aktiv. Und wenn ich denn einmal wirklich zufassen will, dann liegt sofort eine schwere Last auf mir und in mir. Sowie ich mich bewege, geht es wieder los." Sie räusperte sich und fügte hinzu: „Husten, Pfeifen oder so etwas, das habe ich alles nie gehabt. Ich habe auch noch nie geraucht." Sie grübelte etwas. „An was denken Sie?"

„Erst einmal noch gar nicht. Ich möchte Sie viel näher kennenlernen. Erzählen Sie."

„Mein Mann ist Lokführer. Schichten. Ich habe immer im Büro gearbeitet. Zusammen verdienen wir gut. Vier Kinder haben wir. Zwei sind schon ausgezogen. Sie wohnen mit ihren Frauen in Berlin. Der Jüngste ist sechzehn, mein kleiner Tropi – trotz Pille. Ich wollte ihn. Unser Haus ist abgezahlt. Wir freuen uns schon auf die Zeit, wenn alle Kinder raus sind." Sie sah mich an und stellte fest, dass das noch nicht reicht.

„Sie rauchen nicht. Sie trinken kaum?", schulmeisterlich fragte ich, mit einem Blick über die Brille hinweg. Und sie: Kopfschütteln, wieder lächelnd, überzeugend.

„Wie war das mit dem Gewicht? Ich meine die Verlaufskurve so in ihrem ganzen Leben."

„Also, ich bin 1,65 Meter groß. Mit achtzehn Jahren wog ich fünfzig Kilo. Dann wurde ich schwanger. Mit dreißig waren es nicht ganz siebzig. Nun sind es fünfundachtzig und ich bin erst vierundvierzig Jahre alt."

„Das ist pro Jahr ein Kilo", rechnete ich aus.

„Ja, das ist es wohl. Mit fünfundsechzig wiege ich dann etwas über hundert Kilo, so viel, wie meine Mutter jetzt hat."

Und wieder dieses Lächeln: „Ihr Ärzte müsst etwas dagegen erfinden."

„Und diese dreißig Kilogramm mehr, das hat nichts mit Ihrer jetzigen Luftnot zu tun?"

„Nein, das sind zwei völlig getrennte Dinge. Das kann ich genau unterscheiden."

„Sport?"

„Kaum."

„Wie alt waren Sie bei der ersten Regel?"

„Vierzehn."

„Und die letzte?"

„Seit zwei Jahren unregelmäßig. Im vorigen Jahr wohl nur zwei, drei kleine Blutungen, in diesem Jahr noch gar nicht. Es ist vorbei."

„Leiden sie unter den Wechseljahren?"

„Nur das Gewicht. Und wenn weiter nichts dazukommt, geht es mir hervorragend damit."

„Und Frauenarzt?"

„Einmal im Jahr. Im Herbst. Alles o.k."

„Appetit, Durst, Schlaf, Wasserlassen, Stuhlgang?"

„Alles passt. Schwerer Stuhl, solange ich denken kann, sonst ist alles gut. Ich schlafe viel, vor allem, seitdem ich krankgeschrieben bin."

„Wie lange sind Sie schon krankgeschrieben?"

„Seit Juni. Ich konnte nicht mehr. Ich konnte nicht mehr arbeiten, ich konnte einfach nicht mehr."

„Und Hobbys?"

„Was wollen Sie hören von einer berufstätigen Mutter mit vier Kindern?" Provokanter Blick. „Ob Sie Tauben züchten und jetzt vielleicht eine Taubenzüchterlunge haben." Das saß.

„Wir haben die Kinder. Und eine Kinderhabelunge ist ja wohl etwas Gutes. Wir haben das Haus mit Garten. Wir haben einen Hund, der schon sehr alt ist. Wir haben uns."

Sie legte die Hände im Schoß zusammen, sah nach oben an die Decke: „Manchmal reisen wir. Nur für drei, vier Tage. Meine Mutter macht dann den Haushalt.

Plötzlich sah sie mich an: „Früher habe ich Gitarre gespielt und dazu gesungen. Das machen jetzt die Kinder. Ja, und da will ich wieder hin. Wenn das Haus leer ist, ja, ich würde Gitarrenunterricht nehmen, vielleicht sogar auch noch Gesang."

Ich stand auf, nahm mein Stethoskop und bat sie zur Untersuchungsliege.

„Ich möchte Sie jetzt genau durchchecken. Bitte machen Sie sich frei", forderte ich sie auf. Von oben bis unten ging ich alles durch. Ganz subtil. Den gynäkologischen Part natürlich nicht. Sie war sehr sauber, gepflegt. Sie war gesund. Ich fand nichts. Ihr Hals war kurz und dick. Herz und Lungen konnte ich gut ausmachen, sie arbeiteten normal und waren in ihrer Leistung voll kompensiert. Nur der Bauch. Der Bauch war eine einzige Katastrophe. Man konnte nichts durchtasten und kitzlig war sie auch noch. Diese Fettsucht: eine typische Stammfettsucht. Arme und Beine relativ dünn, Bauch und Becken und Po dagegen einfach riesig. Apfelform, der ganze Leib, den Oberbauch mit einbezogen. Es gibt tausend Formen der Adipositas. Das hatte ich kürzlich gelesen, auch Bilder dazu gesehen. Diese Frau hätte da nicht hineingepasst. „Du verblühst" – das fiel mir ein.

Passend zu allem eine volle stramme Brust mit alten weißen und frischen hellroten Striae. Die Riemen vom BH hatten rote Furchen auf den Schultern hinterlassen. Blutdruck: 130/80. Puls 84/Minute. Wirbelsäule, Gelenke, Reflexe – alles frei. Ich dachte an eine Zwerchfellerkrankung. Die Röntgenbilder, auch die vom CT, sind alles nur Momentaufnahmen. Sie stellen die Bewegung der Organe nicht dar. Eine Zwerchfelllähmung würde man so nicht erkennen. Die ALS zum Beispiel, die fängt so an – und sie endet dann entsetzlich. Nach Monaten oder wenigen Jahren. Ein Verwandter von mir hatte sie gerade durch: Er war vor Kurzem daran gestorben, erstickt. Ein halbes Jahr ärztliche Verschleppungszeit, bis endlich die Diagnose stand. In der Uni war ein Medizinstudent darauf gekommen.

Vielleicht war der Hintergrund aber auch ein ganz anderer. Diese Frau war doch tief mit ihrem Mann verbunden. Spürt sie vielleicht irgendeine Schwäche in ihm? Ahnt sie eine Katastrophe auf die Familie zukommen? Bleibt ihr deshalb die Luft weg?

Sie wollte sich anziehen. „Nein, bitte nicht", ich bat sie wieder auf die Liege. „Wir machen noch einen Ultraschall. Die Luftröhre am Hals will ich sehen und die Beweglichkeit der Zwerchfelle prüfen." Sie legte sich wieder hin. Ich nahm ein großes Handtuch aus dem Schubfach und bedeckte ihren Bauch. Blöße erniedrigt. Ein alter Satz in der Medizin.

„Danke", sagte sie mechanisch.

Das Gerät zurechtrücken, den Monitor freischalten, den Namen eingeben, die zehner Megafrequenz einstellen, den kleinen Schallkopf abnehmen, Ultraschall-Gel unterhalb des Kehlkopfes aufbringen, schon kann es losgehen. An der Luftröhre orientierte ich mich. Luft leitet den Schall kaum. Dann die Schilddrüsenlappen, die Gefäße, einzelne Lymphknoten, die Speiseröhre – alles längs und quer. Noch einmal die übrigen Halsweichteile, zuletzt den Schluckakt. Fertig. „Nichts", sagte ich, „wir gehen jetzt zum Bauch." Neuer Ultraschallkopf, den mit fünf Megahertz, das Handtuch zur Seite, Ultraschall-Gel oben auf den Bauch. Dieser Bauch. Ich musste mit meinem Arm richtig hochlangen. Ein riesiger Bauch. „Vorgewölbt" sollen wir sagen. Das stimmt auch. Es ist wertungsfrei. Das waren meine Gedanken.

Fünfzehn Zentimeter tief kam ich nur mit meiner Technik. Für die Zwerchfelle reichte das gut und gerne. Rechts und links strich ich mit dem Schallkopf am mittleren Brustkorb entlang. Ziemlich weit hoch war das Zwerchfell zu erwarten – jedenfalls nach dem Röntgenbild. Im Liegen drückt der Bauch zusätzlich nach oben. Ich sah die Rippen, die Zwerchfelle jeweils mit dem Rippenfellumschlag, die Milz, Teile der Leber und das pulsierende Herz. „Bitte tief ein- und ausatmen." Das Zwerchfell bewegte sich frei. An allen Abschnitten. „Auch nichts." Ich war enttäuscht. Grotesk. Man ist als Arzt enttäuscht, wenn man nichts Krankhaftes findet. Ich hatte tatsächlich mit einer Schwäche im Zwerchfell gerechnet. Jetzt musste ich wieder ganz von vorn anfangen. Ein Königreich für eine neue Idee.

„Also, alles gut. Dann machen wir eben gleich weiter. Jetzt kommt der Bauch dran."

Sie lächelte: „Oh weh, da haben Sie viel zu tun."

Nochmals Gel. Tausendfach gemacht. Alles Routine. Gleich oben in der Mittellinie unter dem Brustbein begann ich. Die Bewegung des Herzens war meine Orientierung. Da ging es los. Ich schwenkte nach unten: Halt, was war das? Eine große schwarze Wolke. Um Gottes Willen: Wasser. Diese junge Frau mit Wasser im Bauch. Aszites? Dann richtete ich den Schallkopf weiter nach unten. Ein klares Bild:

ein Kopf. Fast lächelte mich da jemand an: Die Frau war schwanger, hochschwanger. Alles klar. Alles stimmte. Hätte man doch … Zwei Sekunden brauchte ich, da richtete sich die Frau auch schon auf. Große Augen: „Was ist?"

„Hier, sehen Sie?" Ich drehte ihr den Monitor zu.

„Was ist das?" Verwirrt und erschrocken.

„Ein Kind", sagte ich und setzte eine freudige Miene auf. Sie sah den Kopf, das Gesicht, die Wirbelsäule, das kleine schlagende Herz. Langsam fiel die Frau zurück. Sie schaute an die Decke, mehrere Sekunden lang.

„Sind Sie sicher?", fragte sie mich.

„Ja, ganz sicher", mit gedämpfter Stimme antwortete ich. „Sie sind schwanger, und zwar schon recht weit."

Mit beiden Händen strich sie über ihren Bauch. „So ist das also", sagte sie zu sich. Dann kreisten die flachen Hände über dem Kind, wollten es berühren, wollten es anfassen, begreifen.

„Dann warst Du das mit diesem ewigen Rumpeln im Bauch. Das war Dein Strampeln!"

Sie wandte sich wieder mir zu: „Akzeptiert."

Sie setzte sich auf: „Das ändert natürlich alles", und nach einer kleinen Pause, „fast alles."

Sie stand auf, zog sich an, sagte dabei: „Vieles ändert das." Sie ging zum Spiegel, kämmte sich. „Ja, es ändert sich wirklich eine ganze Menge."

Ich gab ihr die Papiere. Sie wiegte sie in ihrer Hand.

„Schreddern?", fragte sie.

„Nein", sagte ich, „Das gehört alles zu den Anmeldeformularen."

Erstes Lächeln.

„Verrückt", sagte sie.

„Und gesund", ergänzte ich.

„Und glücklich", legte sie nach.

Sie reichte mir die Hand und verabschiedete sich, freundlich lächelnd.

Über den Autor

Dr. Karl-Ludwig von Klitzing, geboren 1942, ist Facharzt für Innere Medizin und Pneumologie. Nach dem Medizin-Studium an der Humboldt-Universität zu Berlin Tätigkeit als Arzt in Frankfurt (Oder), zunächst in einer Lungenheilstätte, bis 1990 als Internist und Lungenfacharzt im Bezirkskrankenhaus, seit 1991 als niedergelassener Internist. 1989 war er Mitbegründer des Neuen Forums in Frankfurt (Oder) und von 1990 an insgesamt acht Jahre Abgeordneter des Frankfurter Bürgerbündnisses im Stadtparlament.